百寿で元気な
食べもの事典

70歳からはこれを食べる!

熊本リハビリテーション病院
サルコペニア・
低栄養研究センター

センター長・医師
吉村芳弘

副センター長・管理栄養士
嶋津さゆり

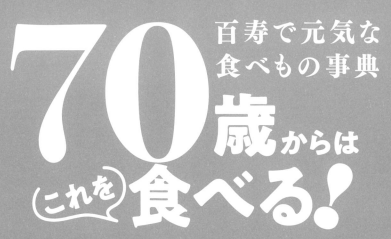

はじめに

私たちは「熊本リハビリテーション病院」という医療機関に勤務しています。リハビリテーション病院とは、「骨折や脳血管の病後の患者さんたちに、体の機能回復のためのリハビリテーションを集中的に行う医療機関」です。

ここ最近、数十年前と比較すると、高齢の患者さんの割合は高くなっており、私たちの施設でも加齢に関連するさまざまな問題に対処しながらしっかりとリハビリを行う必要が出てきました。

さて、ここでみなさんにお伺いしたいのですが、高齢の患者さんのリハビリを妨げる手ごわい難関はなんだと思いますか。

答えは、ずばり「低栄養（栄養不足、栄養失調）」です。必要かつ十分な栄養がとれていなければ、リハビリはうまくいきません。多くのリハビリ患者さん、特に高齢の方々は、食が細くてあまり食べられなかったり、栄養の消化吸収率が落ちたりして、「低栄養」状態になっていることがよくあります。するとどうなるかと言うと、「栄養が足りない」→「筋肉が衰える」→「動けない」→「食欲がわかない」→「栄養が足りない」（ふりだしに戻る）という悪循環に陥ってしまうのです。

一般的に、人はベッドに1日寝たきりになっただけで、筋肉量が0・5％落ちるといわれています。つまり、ただでさえ入院生活で筋肉量が減っているところに、栄養が十分にとれていないことでさらに体が衰えることになり、機能の回復がうまく進まなくなってしまうというわけです。

さらに悪いことに、栄養が足りない状態でリハビリを頑張りすぎてしまうと、ますます栄養状態が悪化します。筋肉量が減少してしまう患者さんもいます。リハビリや運動そのものに多くのエネルギーが必要なので、筋肉のもととなる栄養素・たんぱく質が、エネルギーとして消費されてしまうからです。

これはリハビリだけの話ではありません。よかれと思って毎日行っているウォーキングなどの運動習慣にも全く同じことが言えるでしょう。体を動かすためには適切な栄養が必須なのです。


そこで私たちが出した結論は「リハビリをうまくいかせるには、何をおいても、患者さんに十分な栄養をとっていただくしかない！」ということ。

どうしたら最短で解決できるのだろう——こうした状況を改善するべく検討を重ねた結果、私たちの病院では、医師と管理栄養士に加えて、看護師、歯科衛生士、薬剤師、理学療法士などを含めて構成した「NST（Nutrition Support Team）」という栄養サポートチームを立ち上げました。これは、各分野の専門家が集まった、いわば〝元気な体へ導くドリームチーム〟。

・しっかり食材を嚙める口腔状態か

・飲み込む能力（嚥下《えんげ》機能）には問題ないか
・栄養は足りているか
・筋力や体力はどうか
・体重や筋肉は減っていないか
・薬は本当に必要なものが適切な量で飲まれているか

など、いろんな専門家が意見交換をすることで、患者さん一人ひとりの健康状態を総合的に見るようにしているのです。

私たちのチームが目指しているのは、順調に患者さんの体の機能を回復させることはもちろん、患者さんたちが退院してからの〝生活の質〟を上げること。毎日好きなものをおいしく食べていただき、楽しく暮らしていただけたら、ということに尽きます。手術が成功したのに家で寝たきりになってしまうような患者さんを一人でも減らしたい、そんな思いで、日々診療に取り組んでいるのです。

「私はまだ病気ではないし、入院しているわけでもないから大丈夫」

そう思われる方々も多いのですが、実はこうした栄養不足に関する問題は、入院患者さんだけに限ったことではありません。

一見、健康そうに見える方々も、加齢による消化吸収力の減少や筋肉をつくる力の衰えなどから、気づかないうちに低栄養に陥り、筋肉が衰えていることがよくあるのです。

このようないわば〝隠れ栄養失調〟の状態は、高齢者の10人に1人が該当するともいわれています。

栄養が不足すると、何が問題なのか。みなさんはもうお分かりですね。そうです、自分の力では生活できない、要介護状態になってしまうのです。

「低栄養」に陥ると、転倒して寝たきりになる引き金になってしまったり、認知症の発症リスクが高まってしまったりと、広範囲に悪い影響を及ぼしていくきっかけになってしまうのです。

〝隠れ肥満〟が怖い、というのは巷でよく言われますが、実は〝隠れ低栄養＝栄養失調〟はもっと怖い、というわけです。

そこで私は、リハビリテーション病院で行っているような方法をご家庭に取り入れていただくことで、危険な低栄養に陥るのを未然に防ぐことができないかと考えました。

本書はそのために作った「ご家庭用ＮＳＴ」のようなものです。

本書を参考に、読者のみなさまがご自身の栄養管理や生活習慣を見直して、心身をすこやかに保ち、人生１００年時代を元気に軽やかにお過ごしくださることを、私たちは心から祈っております。

目次

「食事は変わらないのに体重が減ったかな？」

「最近体力が落ちたかなぁ」


70歳くらいになると、こんなことを口にする方は多いかもしれませんね？

ところが一見よくありそうなこの悩み、「誰でも歳をとると、そうでしょ」なんて放っておくと、介護生活一直線になってしまう恐ろしいものなのです！


実はこれ、**年齢に合った食べ方をしていないシグナル**です。

60代までの食べ方をそのまま70歳以降も続けていると、がくん！と体が衰えます。そして要介護問題に直結する、「隠れ低栄養」になってしまうのです。

低栄養とはなにかご存じですか？

これは、高齢者に多い栄養失調のような状態のこと。体に必要な栄養が足りない低栄養になると、まず筋力が衰えます。すると、**転倒、寝たきり、認知症と衰えがどんどん進み、あっという間に要介護の状態に陥ってしまう**のです。

「いやいや、自分は大丈夫」という方、本当にそうでしょうか？

あまり知られていませんが、**健康意識の高い人ほど、この低栄養の危険性が高い**といわれています。間違った食の常識に縛られて、本人も気がつかないうちに危ない状態になっていることがよくあるのです。

年齢に合っていない食の思い込みを、あなたも持っていないでしょうか？

次のページからの例を見てみましょう。

60代までの常識

内臓脂肪が増えるから
から揚げなど油ものや
肉は控えないと。

70歳からの新常識

から揚げはたんぱく質＋脂質がとれるから積極的に食べるべき！

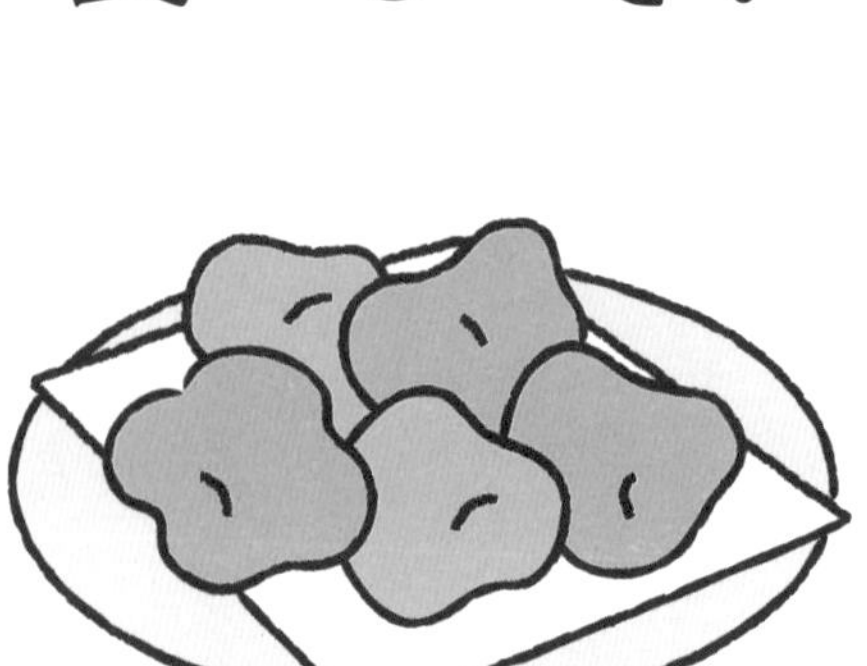

60代までの常識

お米を減らして、糖質制限をしている方が健康的！

70歳からの新常識

お米はしっかり食べてエネルギーを蓄えるのが正解！

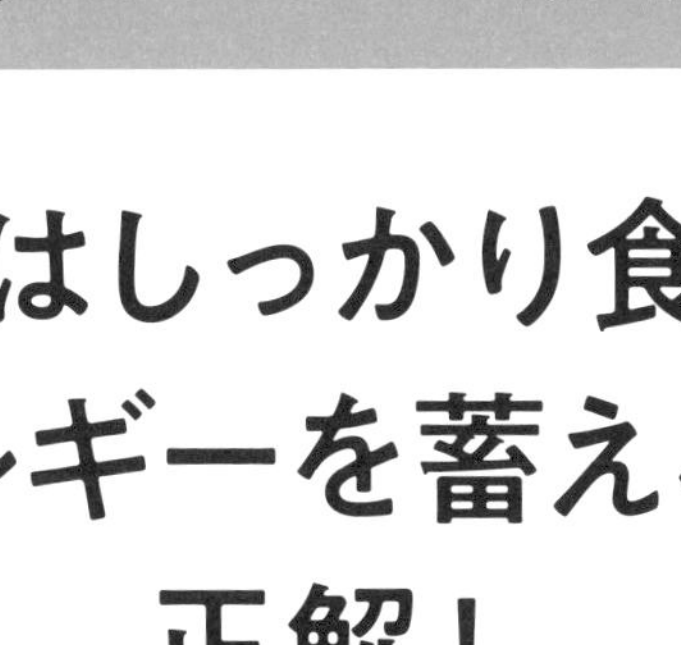

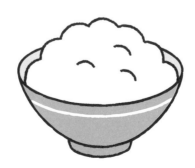

60代までの常識

健康のために
粗食を心がけています。

70歳からの新常識

**スナック菓子だってOK！
なんでも食べることが
長生きの秘訣です！**

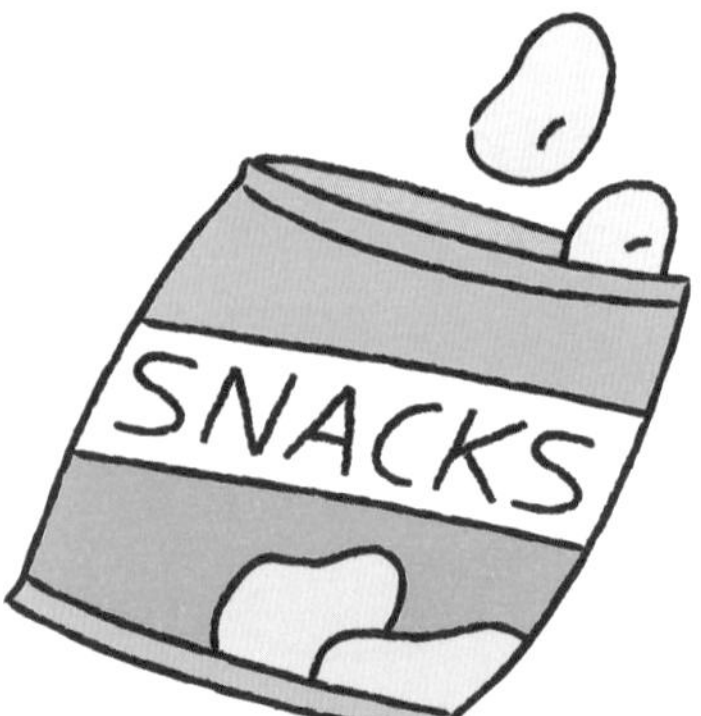

60代までの常識

どんなに大変でも
頑張って自炊しています。

70歳からの新常識

コンビニや総菜も活用！
栄養がとれれば
細かいことは気にしません。

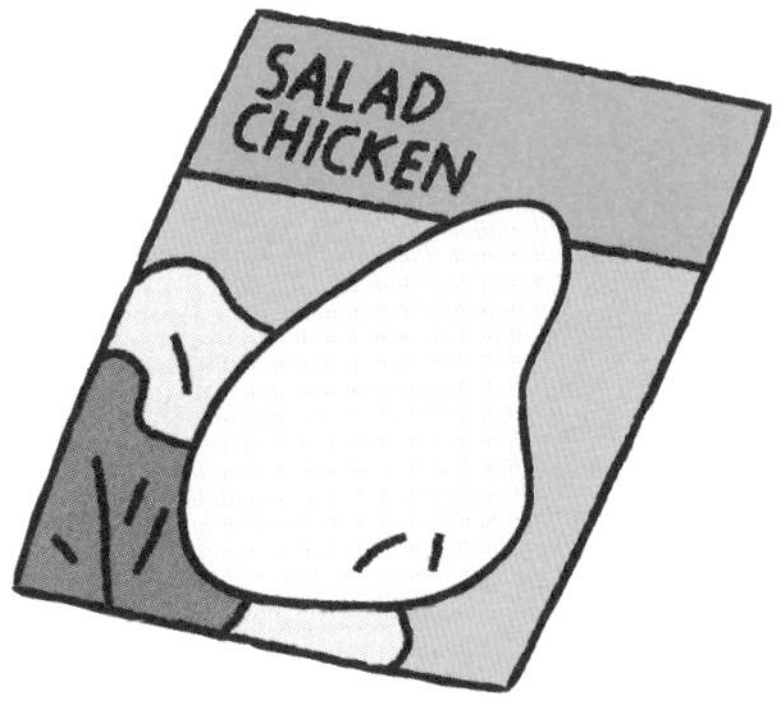

いかがですか？

70歳からの新常識は、これまでとはまるで反対です。驚きですよね。

70歳を過ぎたら、痩せようと努力するよりも、**少しくらい太めでもいいのでしっかり食べることが大切**。私は「高齢者はメタボを気にするより、低栄養に気をつけよう」と声を大にして言いたいです。

ぜひこの本で、高齢者に必要な栄養を効率よくとれる食材や、適切な栄養量を知り、年齢に合った正しい食べ方を身につけてください。

そうすれば、人生１００年時代を生き抜くしっかりとした体が手に入り、健康的な楽しいシニアライフがおくれるはずです。

さあ、一緒に新しい食の常識を学んでいきましょう！

第1章

あなたは大丈夫？

危険な「低栄養」の実態

70歳を過ぎると、今まで通り食べているつもりでも、
栄養が足りない「低栄養」の状態に
陥りやすくなるのはなぜでしょうか？
また、人は栄養が足りていないと、
体にどんなことが起こるのでしょうか？
この章では、「低栄養」とは何かに迫ります。

「低栄養」は食べすぎよりも多くの危険がひそんでいる！

この本を読まれているみなさんの多くは、「栄養不足」や「栄養失調」という言葉を耳にされたことがあると思います。では、「低栄養」という言葉はご存じでしょうか。

実はこれ、ただの栄養不足ではなく、近年、高齢者医療の現場などで栄養失調とほぼ同じ意味で使われるようになりました。**65歳以上の高齢者の中で、低栄養の症状が疑われる方は1～2割にのぼる**のです。ですが、現代の日本において「栄養失調」などと言われても、あまりピンとこないかもしれません。

令和元年の「国民健康・栄養調査　結果の概要」によると、65～69歳の低栄養傾向の方の割合は、男性が9・7％、女性が19％なのに対し、85歳以上になると、男性が17・2％、女性が27・9％。約2～3割にまで上がります。歳を重ねるごとに食事に気をつける必要があることがおわかりいただけますね。

高齢になるにつれ、低栄養になりやすい理由はいくつかあります。

まず、加齢に伴い、今まで食べていた量の食事が入らなくなり、**食べる量そのものが減ってしまう**こと。さらに、**消化機能が衰え、同じ量を食べていてもうまく栄養が吸収されなくなる**ことも挙げられます。ほかにも、**食べ物を飲み込むのに使われる筋肉の量が減少してうまく食べ物を飲み込めなくなったり、器官の炎症により食事中にせき込む、むせる、などが続くことで、食事そのものが楽しめなくなったりする**ということもあります。

低栄養が招く症状として代表的なのは、**筋肉が衰えて、歩行が困難になること**。自力で移動ができないということは、要介護に直結する大きな問題です。

ほかにも、**身体能力が落ちることで認知機能まで衰えてしまったり、うつ気味になるなどの心の症状も現れます**。また、骨粗しょう症になることで簡単に骨折をして寝たきりになったり、その後リハビリに取り組んでもなかなか回復しないなどのリスクも高まります（このような低栄養の恐ろしさについては、このあとに改めてご説明します）。

誤解を恐れずに言えば、**低栄養を防ぐためにしっかり食べることの大切さに比べれば、食べすぎはむしろそんなに心配する必要はない**とさえ思うのです。

そこで次のページでは、あなたが現在、低栄養状態かどうかをチェックする簡単な表を用意しました。

1～3個あてはまる方は要注意。4個以上あてはまる方は、危険信号です。一度、かかりつけ医に相談したり、内科を受診することをおすすめします。

低栄養チェックリスト

1		BMI〈体重kg÷(身長m)^2〉が20以下である ※1
2		ここ半年以内で2kg以上痩せた
3		ここ半年で食事の量が減った
4		食べ物を飲み込むのがつらい
5		好き嫌いが多い。もしくは食べられない食品が多い
6		ペットボトルのふたをあけられない
7		横断歩道を赤信号に変わる前に渡りきれない
8		ここ3カ月、気持ちがふさぎ込み気味だ
9		ここ3カ月、外出を控え気味だ
10		すぐに息切れをする
11		糖尿病や高血圧など、 「慢性疾患」と診断されたことがある ※2

※1 BMI(ボディマス指数)とは、肥満度を表す国際的な指標です。
例)体重60kg、身長160cmの方の場合、60÷(1.6×1.6)＝23.4がBMIになります。

※2 慢性疾患とは、治療や経過が長期に及ぶ疾患の総称です。

低栄養が原因で起こる「フレイル」「サルコペニア」「認知症」

低栄養や加齢により、全身の筋肉量が減少し、筋力や運動能力が低下する現象を「サルコペニア」といいます。サルコペニアが日常生活に与える影響は大きく、歩行が安定しないことで転倒しやすくなったり、ベッドや椅子から立ち上がる力がなくなり、寝たきりの時間が長くなったりします。

東京都健康長寿医療センター研究所の調査によると、**75～79歳でサルコペニアに該当する人は男女ともに約2割、さらに80歳以上では男性で約3割、女性で約半数にのぼった**そうです。また、**サルコペニアになると、死亡、要介護化のリスクが約2倍高まる**こともわかったのだとか。

加えて、体の機能が衰えると、脳の機能も衰えるというのは、医療の現場での常識です。つまり、**身体能力の低下は、認知症の始まり**でもあるのです！

今現在、あなたがサルコペニアの可能性があるかどうかを調べる方法があります。東京大学高齢社会総合研究機構が考案した「指輪っかテスト」というものです。下記にやり方をご紹介していますので、まずはチェックをしてみましょう。そしてサ

指輪っかテスト

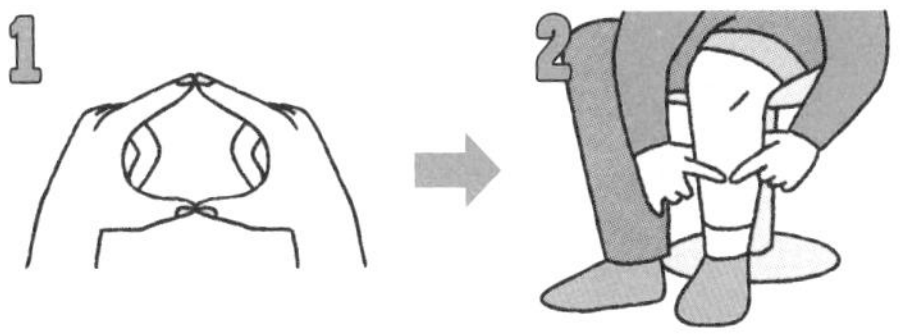

1. 両手の親指と人さし指で輪っかをつくる。
2. きき足ではないほうのふくらはぎの一番太い部分を、力を入れずに軽く囲む。

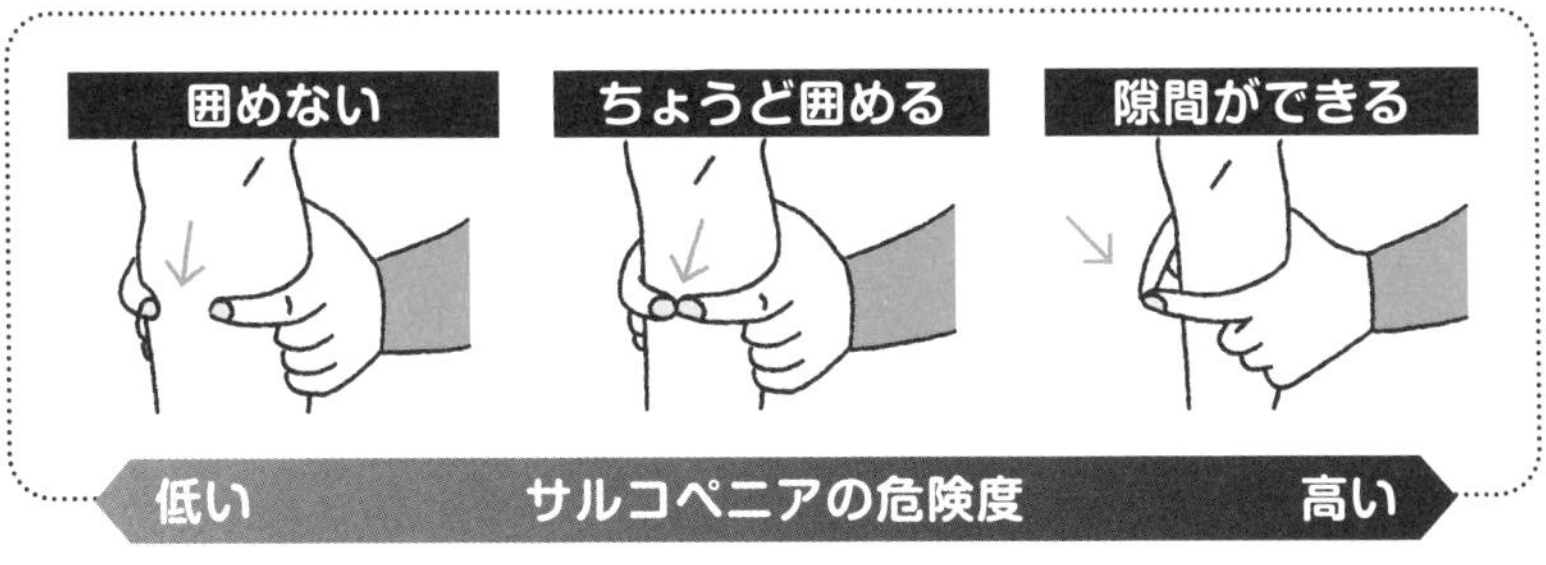

出典：東京大学 高齢社会総合研究機構「フレイル予防ハンドブック」、飯島勝矢、田中友規ら（Tanaka T, Iijima K, et al. GGI 2018）

ルコペニアの疑いがある方は、ぜひこの本の改善方法を実践してください。

もう一つお伝えしたいのが、体は脳だけでなく、心とも相互関係にあるということ。動くことが面倒になると、外出を控え、孤独を感じるようになったり、気分が下がってうつっぽくなったりと、心に影響します。また、そうやって引きこもることでさらに筋肉が落ちてしまうなど、**身体的・社会的・精神的な負のスパイラルに陥ってしまうのです**。そしてこの負のスパイラルで、**体だけでなく心まで弱くなった状態を、医学的には「フレイル」と呼びます**。

フレイルは、要介護の一歩手前の状態と認識されています。この悪循環を断ち切るためには、何よりもしっかり食べて低栄養を脱し、動ける体をつくることが大切です。

実際に私が診た患者さんの例を挙げてみましょう。70歳男性のAさんは、新型コロナウイルスによるステイホームを契機に抑うつとなり、食事が喉《のど》を通らず、半年で体重が10kgも減少しました。その結果、もともとの痩せ型から、さらに手足が細くなり、動くこと自体がおっくうに。そうしてますます家に閉じこもりがちになり、目に見えて衰弱していきました。その様子を心配したご家族が、Ａさんを連れて栄養サポート外来を受診されたのです。

その後、ＡさんはわれわれＮＳＴの指導のもと食事を見直し、筋肉の材料となるたんぱく質を含む食事を毎食摂取。持久力をアップさせるために42ページでご紹介している「熊リハパワーライス®」も積極的にとられました。

簡単な筋トレは行っていただきましたが、食事だけで3カ月後には体重が4kgも増加。毎朝夫婦で散歩するようになり、抑うつ状態も改善されました。

このような例からも、食事の大切さをおわかりいただけると思います。

筋肉が衰える「サルコペニア」も、そのことで誘発される「認知症」も、そして心にまで影響を及ぼす「フレイル」も、すべての始まりは「低栄養」なのです。

現代の高齢者医療の中心は3大疾病から低栄養による病気へ

日本の医療技術は日進月歩しており、現在の日本の平均寿命は、男性で約81歳、女性で約87歳と、世界でも有数の長寿国となりました。

しかし、**日常的に介護などを必要とせず、自立した生活を送ることができる年数を表す健康寿命は、実際の寿命より男女ともに10年ほど短くなっています**。人生のうち最後の10年近くが、自分の力だけでは生きられず、介護が必要な人であふれる時代、医療で大切なのは、寿命を延ばすことなのでしょうか？

次のページにのせている、老年医学の専門医である秋下雅弘先生らが行った研究結果によると、高齢者と老年病専門医の多くは、医療に身体機能の改善や生活の質（QOL＝クオリティ・オブ・ライフ）の改善を求めており、**「長く生きる」ことよりも、「よりよく生きる」ことを望んでいる**ことがわかります。

平均寿命と健康寿命の差

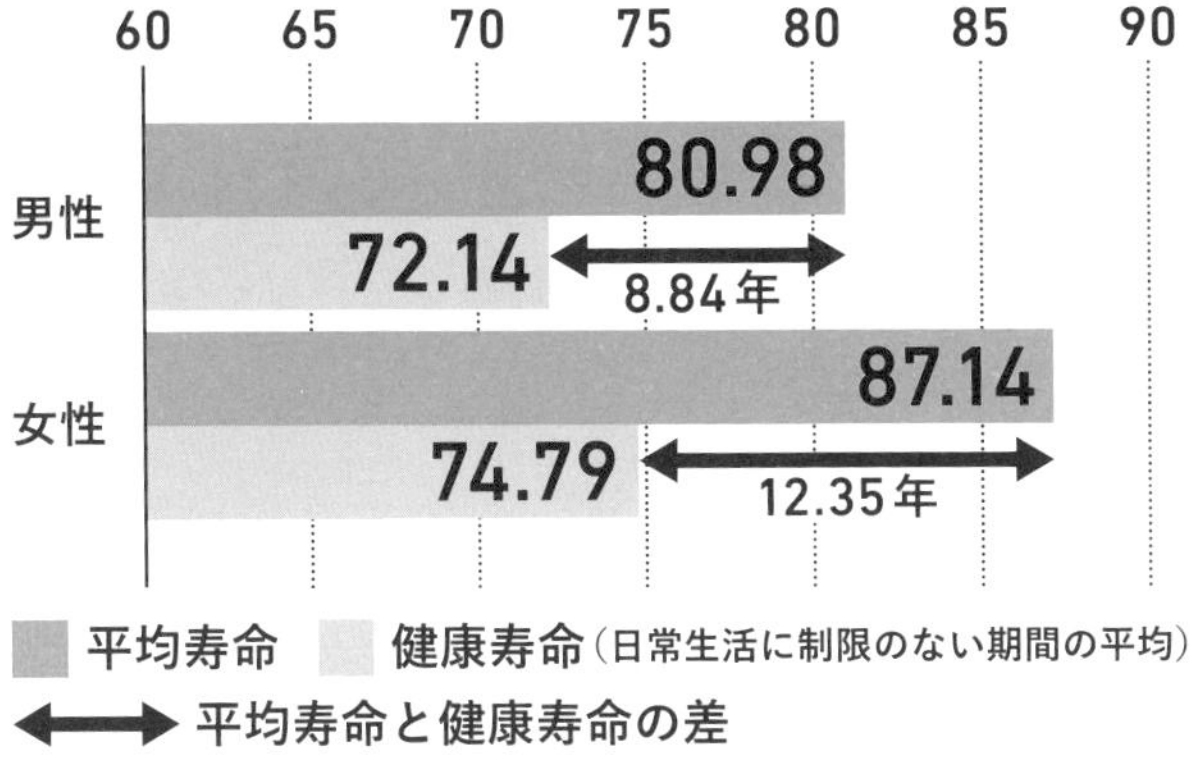

出典：令和2年版「厚生労働白書」より　※数字は2016年時点のもの

長く生きるから“よりよく生きる”へ

質問：高齢者医療に何を期待しますか？

順位	地域高齢者※（n=2637）	デイケア利用者（n=795）	老年病専門医（n=619）
1	病気の効果的治療	身体機能の回復	QOLの改善
2	家族の負担軽減	病気の効果的治療	利用者の満足
3	身体機能の回復	家族の負担軽減	病気の効果的治療
4	活動能力の維持	QOLの改善	活動能力の維持
5	問題の解決	活動能力の維持	身体機能の回復
6	精神状態の改善	精神状態の改善	家族の負担軽減
7	QOLの改善	利用者の満足	問題の解決
8	利用者の満足	問題の解決	精神状態の改善
9	資源の効率的利用	資源の効率的利用	資源の効率的利用
10	地域社会の交流	地域社会の交流	地域社会の交流
11	施設入所の回避	施設入所の回避	施設入所の回避
12	死亡率の低下	死亡率の低下	死亡率の低下

※ 65歳以上の地域在住高齢者で要介護認定なし
＊ nはサンプル数のことです。
出典：Akishita M, JAMDA, 2013

いつまでも自分の足で歩き、自分らしく心豊かに暮らすということは、誰もが望んでいることです。平均寿命を延ばすよりも、健康寿命を延ばすことが大切だということは、私自身も日々強く感じています。

突然ですが、日本人の死因の上位＝３大疾病といえば、「がん」「心疾患」「脳卒中」ですね。みなさんの中にも、これらに備えて医療保険に入られている方もいらっしゃることでしょう。

ですが、最新の高齢者医療の現場では、これらの３大疾患よりも、「フレイル」「サルコペニア」「認知症」といった症状に対する医療に力を入れる流れが進んでいるのです。

なぜなら、現代の超高齢化社会においては、**３大疾病である「がん」「心疾患」「脳卒中」の影響で寿命を迎える前に、「フレイル」「サルコペニア」「認知症」を発症して健康寿命が尽きてしまうことが多い**からです！

これらの症状の根底にあるのは、低栄養です。３大疾病に備えることも大事ですが、みなさんにはぜひ、低栄養を防いで「フレイル」「サルコペニア」「認知症」にも備えていただきたいと思います。

そのことが、みなさんの健康寿命を延ばすことに直結します！

ほかにも、低栄養は次のようなリスクが高まります。

- 免疫力の低下
- 骨粗しょう症の発症
- 傷の治癒の遅延
- 病気の回復の遅延
- 感染症への罹患
- 衰弱

これらは、ほんの一例です。ここまで読み進められたところで、低栄養がいかに怖いか、おわかりになったのではないでしょうか。

一度低栄養になると、あっという間に筋肉が衰える！

もともと低栄養気味の方が何かのはずみで数週間安静にしていたところ、あっという間に歩けないほどに筋肉が衰え続けてしまった例を、私はいくつも見てきました。

たとえば、80歳女性Bさんは、台所で重いものを持ち上げようとして腰痛が出現してしまい、とある病院で受診。腰椎圧迫骨折と骨粗しょう症の診断が下され、入院することになりました。

しかし、ベッドでずっと横になっていた結果、3週間で体重が6kgも減少し、手足が細くなって歩行が困難な状態にまでなったのです。

結局Bさんは、その後の食事改善で3カ月後には元の体重に戻り、歩行も安定しましたが、**病院での安静治療は、時として患者さんの筋肉を奪います**。

ある調査によると、急性疾患、もしくは重症の患者さんを24時間体制で治療する**急性期病院に11日間入院した患者さんのうち、驚くべきことに、約15%がサルコペニアを新規発症していた**といいます。

そもそも入院時の段階で、患者さんの多くは、筋肉量や脂肪量が少ない傾向にあることは事実です。しかし、そうだとしてもなぜこんなにも多くの方が、たった2週間弱で一気に筋肉を失ってしまうのでしょうか。

その要因は、大きく分けて2つあります。

ひとつは、「長時間ベッドに横になっていること」そのものにあります。なぜかといえば、ベッドで横になっているとき、私たちの筋肉には負荷がほぼかからず、筋肉が衰えて減り続けるからです。

そして、もうひとつの要因は、患者さんの「栄養のとり方」です。重症患者の方は、往々にして、口からではなく、点滴で栄養をとることになります。そうすると、**筋肉をつくるのに必要なたんぱく質をはじめ、体の健康を保つために必要な栄養素が不足し、低栄養を招きます**。

その後、**病院食に移行した段階でも、適切な栄養管理がなされていないと、筋肉は衰え続けてしまう**のです。

急性期病院に高齢者の方が入院される場合、この２つの要因により、平均で１日に０・５％もの筋肉が失われているというデータも出ています。

さらに恐ろしいことに、病院の不適切な栄養管理が原因で低栄養かつ筋肉不足になった方は、退院後に私たちのリハビリテーション病院に移動してリハビリを行ったとしても、なかなか効果を上げることができません。元気になるために入院しているのに、これでは本末転倒ですよね。

これらを改善するには、筋肉をつくる栄養と、体を動かすためのエネルギーとなる栄養をしっかりとって、低栄養から脱するしかないのです。

これは、なにも病院に限った話ではありません。普段から低栄養気味の方は、なんでもないような小さなケガや病気により、**ご家庭で一時的に安静にしているだけで、一気に筋肉が衰えてしまう**可能性があります。

少しでも「自分は低栄養なのでは」と心あたりのある方は、ぜひ本書で正しい食べ方を学んで、食生活改善に取り組んでいただければと思います。

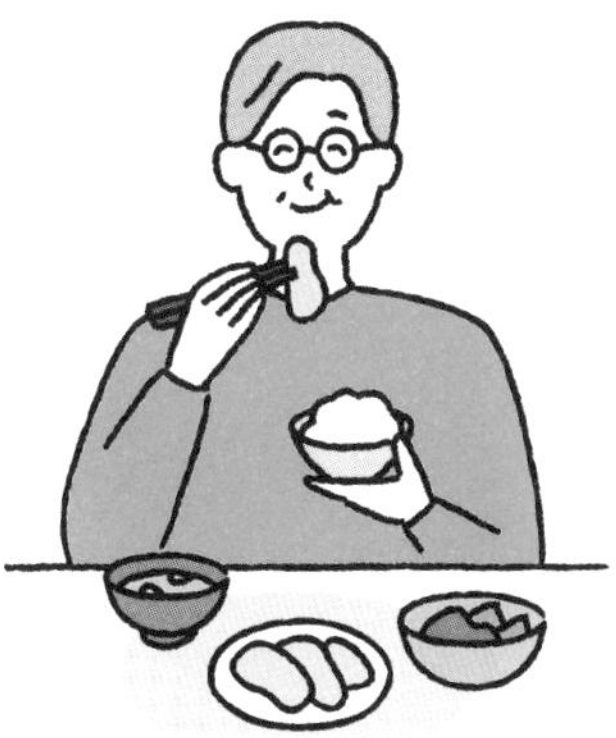

すぐに疲れてしまうのは、筋肉不足が原因かも!?

筋肉量が減って身体能力が落ちるサルコペニアは、動き以外に持久力にも影響を与えます。もし、**あなたが以前より疲れやすさを感じていたり、すぐ息切れしたりするという状態なら、それは筋肉不足が原因かもしれません**。

どういうことなのか詳しくご説明しましょう。

サルコペニアは、大きく2種類に分けられます。ひとつは、加齢以外に明らかな原因のない「一次性サルコペニア」。そしてもうひとつが、低栄養や病気、寝たきりなど活動量に起因する「二次性サルコペニア」です。

この２つ、同じように筋肉が落ちる病気ではありますが、落ちる筋肉がやや異なります。

加齢が原因で起こる「一次性サルコペニア」で落ちやすいのは、「速筋」と呼ばれる筋肉です。**速筋は、立ち上がったり、歩いたり、とっさのときに足を踏み出してバランスをとったりするときに使う、瞬発力に優れた筋肉**です。スポーツ選手でいうと、１００ｍ走の選手などに必要です。

太ももの前部分の大腿直筋《だいたいちょっきん》、二の腕部分の上腕三頭筋、首にある胸鎖乳突筋などが代表的なものです。私たちの日常生活のなかでいうと、歩行のバランスをとるときのほか、重たい荷物を運ぶときなど、大きな力を使うときにも必要とします。

一方、低栄養などが原因で起こる「二次性サルコペニア」で衰えやすいのは「遅筋」と呼ばれる筋肉です。遅筋は、**収縮速度が遅く、長い間収縮すること**

で持続的な運動を可能にします。鍛えることで見た目が変わる体の表面の筋肉ではなく、その奥にあるインナーマッスルといわれるような筋肉です。

こちらはスポーツ選手でいうと、マラソン選手や水泳選手などに必要です。

遅筋には、体を動かすエネルギーをつくる「ミトコンドリア」と呼ばれるエネルギー工場のようなものが数多く存在していますが、ミトコンドリアは、速筋にはあまりありません。**遅筋を増やすことで、ミトコンドリアも増え、長時間動けるだけのエネルギーをつくり出すことになります。つまり、スタミナや持久力を維持するのに欠かせないのです。**

とはいえ、「遅筋を鍛えよう」と思っても、遅筋のある体の奥の筋肉を意識するのはなかなか難しいもの。

遅筋を鍛えるには、まずは筋肉の材料となるたんぱく質をしっかりとること、そして少ない負荷をかける運動を繰り返し行うことや、有酸素運動が有効です。ウォーキングや１５９ページでご紹介している「起立運動」が、遅筋を鍛えるのにぴったりの運動ですので、ぜひ取り入れてみてください。

加えて、**「最近疲れやすくなり、長時間活動するのがつらくなった」という方は、脂質を積極的にとるのもおすすめ**です。

第２章でも詳しくお話ししますが、人間が生きていくうえで必要なエネルギー源は、糖質・脂質・たんぱく質です。そのなかの糖質と脂質が不足してしまうと、筋肉の材料でもあるたんぱく質がエネルギーとして使われてしまい、筋肉が減少するという危険をはらんでいます。

さらに、糖質は摂取後、体を動かすエネルギーにすばやく変わるというすぐれた性質を持つ一方で、１ｇあたり４kcalしかエネルギーをつくり出すことができません。糖質がなくなった場合は、体は脂質やたんぱく質からエネルギーをつくり出しますが、たんぱく質も１ｇあたり４kcalしかつくり出せません。それに対し、脂質は１ｇあたり９kcalもつくり出すことができるのです。そのため、スタミナが足りていないという人は脂質をとるのが効率的です。

次の章からは、高齢者の方々にはどんな栄養素が必要なのか、また、必要な栄養素を効率よくとるためにはどんな食べ方がおすすめなのか詳しくご説明していきます。

正しい食事で、元気で長生きするための第一歩を踏み出しましょう！

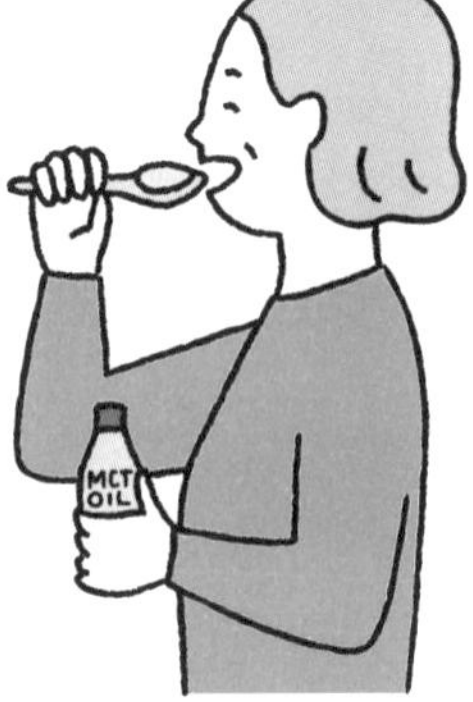

第2章

今日から実践！

70歳からの食べ方のポイント

若い頃のように食べたものの栄養が
うまく体に吸収されなくなる70代以降、
日々、どんなことに気をつけて食べるのが
正解なのでしょうか。
70代以降の方に特に必要な栄養素と、
効率的な栄養のとり方を学びます。

残りの人生、好きなものを食べればいい！

おすすめメニュー

● 熊リハパワーライス®

第1章を読んで、低栄養の怖さはおわかりいただけたでしょうか。ここからは、実際に低栄養をどう防いでいけばよいのか、お話ししていきましょう。

シニアの食事で大きな問題となるのは、体に摂取される栄養の量が減ることです。年齢を重ねると食べられる量も減りますし、今までどおりに食べても消化吸収力が落ちていきます。気がつかないうちに低栄養になる一番の原因です。

そして、**もうひとつの問題は食事内容の偏りです**。1人分、または夫婦2人分の食事となると簡単に済ませがちですし、年齢とともに手間をかけることが面倒くさくなるということもあるでしょう。バランスの悪い同じような献立が続いて、必要な栄養が足りていなかったりするのです。**体力の衰えや疲れやすさを感じるようになったら、ぜひ一度、これまでの食生活を見直してみることをおすすめします。**

とはいえ、長く習慣になっていたことを変えるのはなかなか難しいものです。また、人の味覚などの嗜好は、歳をとるとほとんど変わることはありません。栄養のためといっても、好きでもないものは、やはり食べられないのです。

この「量が食べられない」「好き嫌いがある」という2つの問題は、私たちのリハビリ施設でも患者さんの栄養摂取を妨げる大きな障壁でした。

以前、施設の高齢の患者さんで、おかずには手をつけず、ご飯しか食べない方がいました。「なぜご飯だけは食べられるのですか？」と聞くと、「日本人は飯を食わないとあかん！　飯さえ食っておけば生きていける」と言います。食が細くなっているので、好きなご飯を食べるとおかずが入らないようなのです。

そこで、スタッフが考案したのが、**量は増やさずにご飯に栄養を足した「熊リハパワーライス®」**でした。

これは、普通の白いご飯にオイルやプロテインを混ぜ、量や味をほぼ変えずに栄養やエネルギー量をアップさせたパワーフードです。

いつもどおりのご飯を食べながら、栄養量を増やせると、私たちの施設で患者さんに好評ですので、食が細い方は、ぜひ試してみてください。

ご飯の量はそのままにエネルギー量は倍にアップ！

熊リハパワーライス®

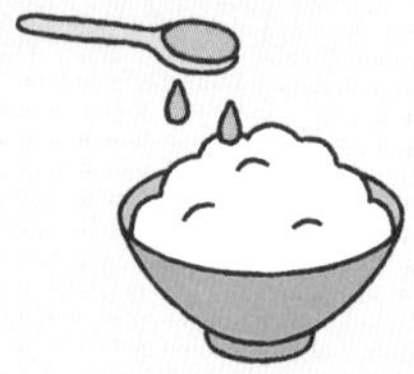

材　料

ご飯（やわらかめ）……100〜150g（茶碗1杯）
MCTオイル ………………………… 小さじ2（8g）
→P105参照
プロテインパウダー ……………… 小さじ2（3g）
（味のついていないもの）

※オリジナルの熊リハパワーライス®を家庭用にアレンジしています

作り方

ご飯以外の材料を別に混ぜ合わせておき、炊いたご飯にかけてよく混ぜる。

POINT

- 味やにおいはご飯のみのときとほとんど変わりません。
- MCTオイルはスーパーで手に入るものでOK。
- プロテインはホエイ、豆乳などいろいろな種類がありますが、どれでもかまいません。熊リハでは無味無臭のものを使っています。

この「熊リハパワーライス®」のように、**シニアの方々の食事は、「好きなものを食べながら」「無理に量を増やさずに」、栄養価を高くしていくことをおすすめします**。無理をしても続かないということもありますが、残りの人生、ストレスなく楽しく暮らすことが大切だからです。

そのためには、**栄養バランスがよく、少量でもたくさん栄養がとれる食材や、今の自分に必要な栄養素を含む食材のことをよく知っておきましょう**。本書の第3章で詳しくご紹介しますので参考にしてください。

もうひとつ提案したいのは、これまでの食生活の常識を一度、捨てること。

たとえば、卵はコレステロール値が高くなる、肉は体脂肪が増えるなどと考えて、控えめにしていませんか？　体質にもよりますが、これらに含まれる**たんぱく質は、シニアになると摂取が少ない方がリスクが高くなります**。

たんぱく質の効率のよい摂取が、健康寿命を延ばす大きなカギなのです。

健康寿命のカギを握るのは「たんぱく質」

たんぱく質は、糖質、脂質、ビタミン、ミネラルと並ぶ5大栄養素のひとつです。5大栄養素とは、人間の生命活動に欠かせない成分で、体をつくる、エネルギーのもとになる、体の調子を整える、といった働きをします。

そのなかでたんぱく質は、筋肉や内臓、皮膚など、体のあらゆる部分をつくる材料になります。また、体の機能を調整するホルモンや酵素、免疫抗体などの成分にもなり、さらには糖質・脂質が不足するときは、エネルギー源の代わりにもなるすごい栄養素なのです。

おすすめ食材

- 肉
- 卵
- 魚
- 豆腐

そして重要だからこそ、**不足すれば体全体が衰えてしまいます。しかもやっかいなことに、年齢を重ねるとたんぱく質から筋肉をつくる力が衰えてしまうことが知られています。若い頃と同じ量を食べていても、つくられる筋肉量が少なくなるのです。そのため、本人がまったく気がつかないうちに、筋肉が次第に衰えてフレイルやサルコペニアなどになってしまうというわけです。**

ですから**高齢者の食事で一番意識すべきなのは「たんぱく質」です**。まずたんぱく質をしっかりとり、野菜や主食、果物を加えていくようにしましょう。

では、1日に必要なたんぱく質量とはどのくらいなのでしょうか？

成人男性は1日60g、女性は50gが目安とされています。ただ、前述したように筋肉をつくりにくくなる高齢者はもう少し多めにとった方がよいでしょう。私は**高齢者は1日に体重1kgあたり1・5gくらい**を目標にするべきだと考えています。

この数値を目安に毎日の献立を考えていただきたいのですが、ひとつの食材にはさまざまな成分が含まれており、肉１００ｇがそのままたんぱく質１００ｇというわけではありません。だからといって、毎食ごとに食材一つひとつの栄養素の量を調べるのはちょっとできませんよね？

そこでおすすめするのが、**食べるべき量が簡単にざっくりわかる「手ばかり栄養法」です。食材を手のひらにのせて、1日に必要な食材量の目安にします。**詳しくは次ページの図を参考にしてください。

そして**できれば毎食、たんぱく質をとるようにしてください。なぜならたんぱく質は常に筋肉づくりやエネルギーを生み出すのに使われ続けているうえに、蓄えること（＝とりだめ）はできない栄養素だからです**。たとえば、パンとコーヒーだけだった朝食に卵を足す、昼のラーメンには焼き豚やハムをのせるなど、これまでの食事にちょい足しする工夫から始めてみましょう。

手ばかり栄養法

1日に食べる量

主菜

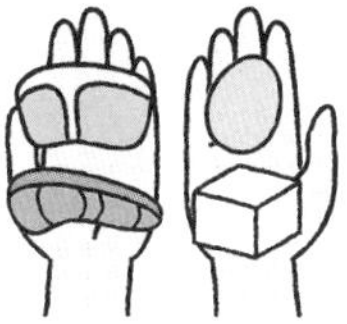

両手にのるくらい

肉　卵

魚　豆腐

副菜

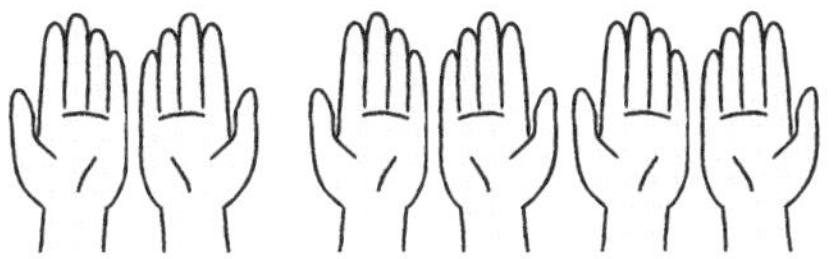

両手1杯の
緑黄色野菜

両手2杯の
淡色野菜とキノコ類

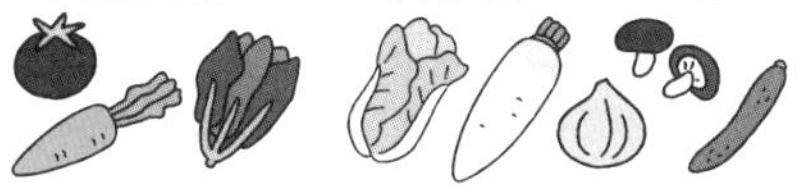

果物

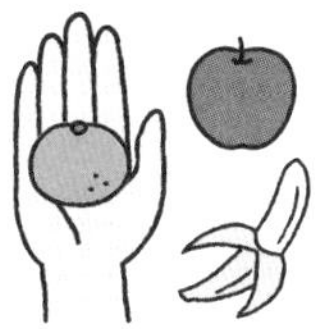

片手にのるくらい

ミカン、リンゴ、
バナナなど

主食・その他

ご飯類

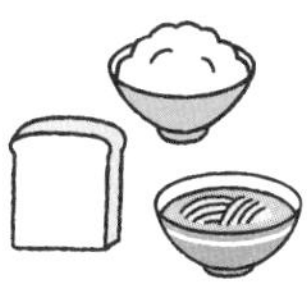

ご飯1杯、
パン1枚、麺1杯を
毎食どれか1つ

イモ類

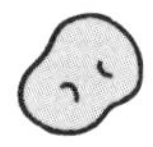

ジャガイモは
1日に
中サイズ1個

牛乳・乳製品
ヨーグルト

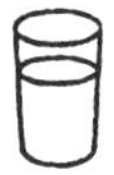

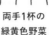

200ml

お酒ーどれか1種ー

ビール

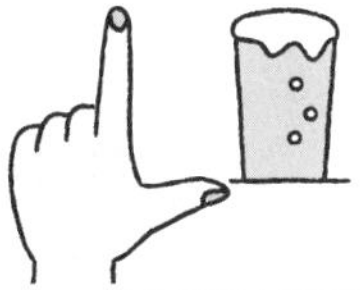

ブランデー・
ウイスキー

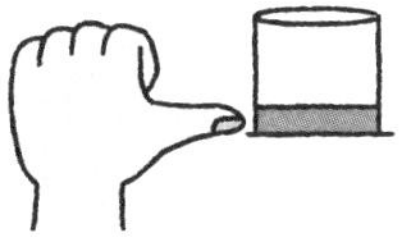

※休肝日を週2日設け、適量を楽しむ
※女性は疾患リスクが高めなので、量を控えめに

お菓子
ーどれか1つー

和菓子・洋菓子・
スナック類

片手にのるくらい

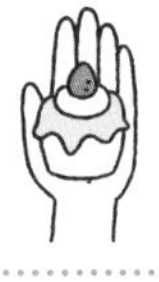

「アミノ酸スコア」が高い食材で筋肉を効率よくつくる！

おすすめ食材

- 卵
- 肉
- 魚
- 大豆
- 牛乳

体に大切なたんぱく質を効率的にとるには「良質なたんぱく質を含む食材」＝「アミノ酸スコアが高い食材」を選ぶことが欠かせません。このアミノ酸スコアとは一体何でしょうか？　詳しくご説明していきましょう。


たんぱく質はアミノ酸が結合してできています。

人体のたんぱく質をつくっているのは20種のアミノ酸で、そのうちの**体内で合成されない9種を「必須アミノ酸」といいます。必須アミノ酸は食事からとる必要があります**。

必須アミノ酸は、普通に毎日食事をしていればある程度は摂取できるものですが、それを**無駄なくたんぱく質にしていくためにはコツがあります。それは、9種すべてがバランスよく含まれている食材をなるべく選ぶことです。**

その理由を、わかりやすい図で見てみましょう。

50ページの図は卵と小麦粉に含まれる必須アミノ酸9種、イソロイシン、ロイシン、リジン、メチオニン、フェニルアラニン、トレオニン（スレオニン）、トリプトファン、バリン、ヒスチジンの比率を桶の形で表したものです。

桶の壁をアミノ酸、中に入っている水をたんぱく質とします。壁の高さが全部揃っているところまでしか水は入りませんから、高さがバラバラの小麦粉は、一番低い壁のところまでの水＝たんぱく質しかつくれないということになります。それに比べて卵は壁の高さが揃っていて、上まで水が入ります。

つまり卵は含まれている必須アミノ酸のバランスがよく、たんぱく質を効率よくつくれるということを示しています。

この図で表したような、**食品に含まれる必須アミノ酸の含有バランスを、1～100までの数値で評価したものをアミノ酸スコアといいます。バランスがよいとされる食品ほど数値が高くなります。**図の卵のスコアは最高値の100で、小麦粉は44です。

小麦粉のようにアミノ酸スコアが低く、たんぱく質をつくる過程で無駄になる必須アミノ酸があるものでも、ほかの食材と組み合わ

必須アミノ酸の比率

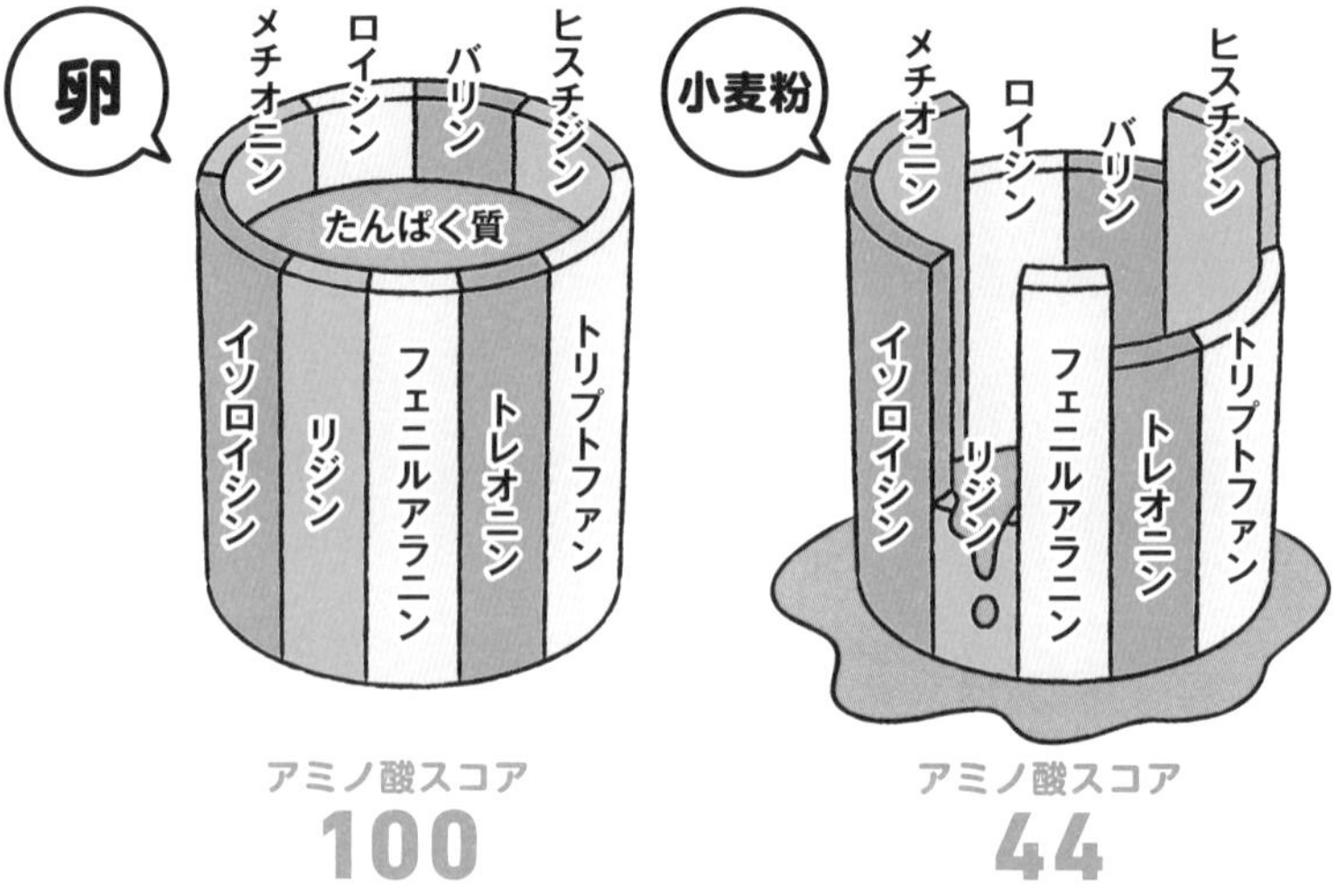

せれば、欠けた部分を補うことはできます。ただし、そのためにはほかにもさまざまな食材をとる必要があり、たくさん食べなくてはなりません。たんぱく質をつくるには「効率が悪い」といえるでしょう。

つまり、卵のようにアミノ酸スコアの高い食材を選んで食べるようにすれば、少ない食材でたんぱく質をたくさんつくることができる＝効率がよいというわけです。**アミノ酸スコア１００の食材は、卵のほかに肉や魚、大豆、牛乳**などがあります。動物性たんぱく質に多いのが特徴です。

量が食べられない高齢者の方が元気な体をつくるためには、アミノ酸スコアが高い肉や魚など主菜の食材をまず食事の中心にして、そこから野菜や主食などを加えて献立を考えていきましょう。

サルコペニア予防には「ＢＣＡＡ」で対策を

おすすめ食材

- 魚
- 肉
- 卵
- 豆腐

ほか

サルコペニアとは、筋肉量が減って身体能力が低下した状態のことです。そして筋肉をつくるのに必要なたんぱく質のもとになるのが必須アミノ酸９種とお話ししましたが、**そのなかでも高齢者に積極的にとってほしい成分があります。それは、バリン、ロイシン、イソロイシンです。この３つを総称してＢＣＡＡ（分岐鎖アミノ酸）といいます。**

ＢＣＡＡは筋肉を構成するたんぱく質に多く含まれます。ほかの必須アミノ酸が肝臓で代謝（＝合成や分解などの化学反応）されるのに対し、おもに筋肉（骨格筋）と脳で代謝されます。

ＢＣＡＡのおもな働きは、筋肉になるたんぱく質がつくられるのをサポートしたり、運動時のエネルギー源になったりすることです。運動時の疲労や筋肉痛を軽減させるともいわれています。また、たんぱく質の分解を抑える作用もあるので、筋肉の維持にも役立ちます。

まずは**必須アミノ酸９種のバランスのよい食材をとって体の基礎をつくることが大切ですが、できればＢＣＡＡの多い食材**も意識すると、筋肉づくりには最強です。たんぱく質は、質にもこだわるのが賢い摂取方法なのです。

ＢＣＡＡを特にたくさん含む食材には、マグロの赤身、カツオ、サバ、サケ、アジ、サンマ、鶏むね肉、鶏もも肉などがあります。そのほか、豚肉、牛肉、卵、豆腐などにも多く含まれています。

集中力アップにもよいといわれているので、ここ一番の集中したい勉強や運動のときにＢＣＡＡの多い食材を食べるのもいいかもしれません。

効率のよいエネルギー源「脂質」を積極的にとる

おすすめ食材

- 青魚
- アマニ油
- エゴマ油

ほか

たんぱく質の次に大切なのは、体を動かすエネルギー源となる脂質です。脂質は体の中で中性脂肪、脂肪酸（中性脂肪を構成する）、コレステロール、リン脂質として存在します。糖質やたんぱく質の倍以上のエネルギーをつくることができ、エネルギーを貯蔵する役割も果たしています。

脂質の主要成分である中性脂肪は過剰にとりすぎると脂質異常症などを招くので悪い印象もありますが、**効率のよいエネルギー源として、また細胞膜の構成物質として欠かせない大切な栄養素です**。

積極的にとりたいのは、体内で合成できないオメガ3とオメガ6の不飽和脂肪酸です。**オメガ３は血中の中性脂肪を減らす、脂質バランスを整えるといった働きがあり、サバ、イワシなどの青魚類やアマニ油、エゴマ油などに多く含まれています**。オメガ６は、血中の悪玉コレステロールを減らす働きがあり、ごま油やレバー、サラダ油などに多く含まれています。オメガ３とオメガ６の比率は１：４程度が理想ですが、日本人は普段の食生活でオメガ６を多くとりがちなので、オメガ３の比率を普段より少し多くするくらいで丁度よいでしょう。

脂質全体の１日の摂取目安は、全体の必要カロリーにもよりますが50g前後。その中でもなるべくオメガ３オイルを増やしたいので、青魚やアマニ油を積極的に食事に取り入れてみてください。

一方、量を控えたいのは、過剰摂取すると動脈硬化などのリスクを招くといわれるトランス脂肪酸です。マーガリンやショートニングなどに多く含まれていますので、洋菓子や菓子パンは食べすぎないようにしましょう。

「糖質」は悪者ではない？脳のおもな栄養源になる

糖質制限ダイエットが注目を集めていることから、最近では悪者と思われがちな糖質ですが、実際にはどうなのでしょうか？

糖質は体全体を動かすエネルギー源で、脂質に比べて即効性があるのが特徴です。特に**脳の栄養源として働くため、足りないと判断力や注意力が落ちることがあります**。余った場合は脂肪として蓄積され、不足したときにはそれが分解されて使われます。この仕組みが糖質制限ダイエットの根拠のひとつなのですが、エネルギーが不足しやすい高齢者は、制限するよりもしっかり必要な量をとることを意識した方がよいでしょう。

おすすめ食材

- ご飯
- 麺類
- パン
- 果物
- イモ類
- 豆類

糖質が多く含まれている食材は、主食となるご飯、麺類、パン、そして果物、イモ類、豆類です。糖質は炭水化物と同じものと思われがちですが、糖質＋食物繊維＝炭水化物です。つまり**炭水化物をとると、糖質と一緒に腸によい食物繊維も摂取できて、腸内環境にいい影響がある**というわけです。高齢者は便秘になりやすいので、その点でも炭水化物は大切な栄養素と言えます。

1日のエネルギーの約50～65％は炭水化物から摂取すべきといわれており、高齢者の炭水化物摂取の目安としては、**ご飯ならば1日3回茶碗1杯ずつ（各100～150g）**です。主食ばかりそんなに食べられないという場合は、イモや豆、果物で炭水化物を補うようにしましょう。

ひとつ気をつけたいのは、間食のおやつやジュース、アルコールに含まれる糖質です。47ページの「手ばかり栄養法」を参考にして、1日の摂取量が多くなりすぎないようにしましょう。

高齢者に不足しがちな「ミネラル」に気をつける

おすすめ食材

- 乳製品
- レバー
- ひじき
- バナナ
- カキ　ほか

ミネラルとは、歯や骨などをつくったり、体の機能を調整したりする栄養素です。体内でつくれないので、食事からとらなければなりません。

高齢者が意識しておきたいミネラルの働きや摂取の方法をご紹介しましょう。

●骨や歯をつくるカルシウム

骨粗しょう症になりやすい高齢者には大切。**牛乳やチーズなどの乳製品**、**干しエビなどの小魚・魚介類**、**大豆製品**、**緑黄色野菜**に多く含まれています。体に吸収されにくく、コーヒーやアルコールが吸収を阻害します。

●血液を健康に保つ鉄分

高齢者には貧血気味の方が多いので、鉄分は毎日意識して摂取を。**レバー、ひじき、アサリ、納豆**などの食材に多く含まれています。

●体の水分量を調整するナトリウムとカリウム

塩味の強いしょうゆやみそをよく食べる日本人は、ナトリウムをとりすぎて高血圧になりやすいといわれています。特に高齢者は塩味を感じにくくなっているので気をつけたいもの。ナトリウムを排出してくれるカリウムを積極的にとるのがおすすめです。カリウムは**バナナ、アボカド、ホウレンソウ、小松菜、イモ類、海藻類、大豆製品**に多く含まれています。

●たんぱく質の合成に関わる亜鉛

〝海のミルク〟カキやレバーに多く含まれている亜鉛は、味覚を正常に保ったり、新陳代謝を高めたりする働きがあるほか、たんぱく質の合成にも関わっています。たんぱく質をとるときは、あわせて亜鉛もとりましょう。

骨や筋肉を健康に保つ「ビタミン」を継続してとる

おすすめ食材

- 赤身魚
- レバー
- ウナギ
- 赤ピーマン
- モロヘイヤ ほか

たんぱく質、脂質、糖質の働きをサポートし、体の機能を整える働きをする大切な成分がビタミン。体では合成できない、もしくは合成しても足りないため、食事でとる必要があります。不足すると不調の原因になることも。

ビタミンは13種類あり、水溶性と脂溶性の2つに分類されます。水溶性は使われないと排泄されるので欠乏症が起きやすく、脂溶性は余剰分が蓄積されるため、とりすぎると過剰症になることがあります。

各ビタミンの働きは左表です。**高齢者が特に不足に気をつけたいのは、骨や歯の健康を保つビタミンDやたんぱく質の合成に関わるビタミンB_6です**。

ビタミンの種類と働き

分類			おもな働き	多く含む食品
水溶性ビタミン	ビタミンB群	ビタミンB_1	炭水化物をエネルギーに変える。疲労回復。精神安定。	ウナギ、豚ヒレ肉、玄米、カシューナッツ、大豆
水溶性ビタミン	ビタミンB群	ビタミンB_2	細胞の新陳代謝を促進する。髪・肌・歯の健康維持。	豚レバー、アーモンド、ブリ、卵、チーズ
水溶性ビタミン	ビタミンB群	ナイアシン	3大栄養素のサポート。脂質、アミノ酸の代謝を助ける。美肌。二日酔い予防。	カツオ、イワシ、豚レバー、ピーナッツ
水溶性ビタミン	ビタミンB群	ビタミンB_6	たんぱく質の分解・合成をサポート。皮膚・髪・目の健康維持。精神安定。	マグロ、カツオ、牛レバー、ニンニク、玄米
水溶性ビタミン	ビタミンB群	ビタミンB_{12}	赤血球の合成をサポート。肩こり、腰痛の緩和。貧血予防。	シジミ、アサリ、カキ、牛レバー、チーズ
水溶性ビタミン	ビタミンB群	葉酸	細胞の生産に関わる。発育促進。貧血予防。	菜の花、枝豆、納豆、鶏レバー、イチゴ
水溶性ビタミン	ビタミンB群	パントテン酸	エネルギー産生を助ける。抗ストレス。皮膚の健康維持。	鶏レバー、豚レバー、イクラ、卵黄、納豆
水溶性ビタミン	ビタミンB群	ビオチン	糖質、脂質の働きをサポート。皮膚、髪の健康維持。	鶏レバー、卵、納豆、ピーナッツ、マイタケ
水溶性ビタミン		ビタミンC	コラーゲン合成に関わる。抗酸化。美肌。免疫力維持。抗ストレス。	赤ピーマン、ブロッコリー、キウイフルーツ、レモン、柿
脂溶性ビタミン		ビタミンA	皮膚、粘膜、目を健康に保つ。感染症予防。	鶏レバー、豚レバー、ウナギ、モロヘイヤ、ニンジン
脂溶性ビタミン		ビタミンD	カルシウムの吸収サポート。歯や骨の形成に関わる。	マイワシ、イクラ、白キクラゲ、紅サケ
脂溶性ビタミン		ビタミンE	抗酸化作用。アンチエイジング。血行促進。	アーモンド、ヒマワリ油、モロヘイヤ、カボチャ
脂溶性ビタミン		ビタミンK	血液凝固作用。骨を丈夫に保つ。	モロヘイヤ、納豆、鶏手羽、アシタバ

緑黄色野菜と淡色野菜、どちらがいいの？

おすすめ食材

- ニンジン
- ホウレンソウ
- タマネギ
- キャベツ

５大栄養素のビタミン、ミネラルのほか、食物繊維など積極的にとりたい大切な栄養素を含んでいる野菜は、毎日の食事に欠かせない食材です。

野菜はどのようなことに気をつけて食べるとよいのでしょうか。

野菜はニンジンやホウレンソウなど、β《ベータ》-カロテンの含有量が１００ｇあたり６００μg以上のものは緑黄色野菜、それ以外は淡色野菜と呼ばれています。**β-カロテンは体内でビタミンAに変換され、皮膚や目を健康に保つ働きをするほか、抗酸化・免疫作用もあります。**

とはいえ、緑黄色野菜だけ食べれば効率的に栄養がとれるというわけではありません。タマネギ、キャベツなどの**淡色野菜には、コラーゲン生成やストレス耐性に関係するビタミンCに加えて、腸内環境を整える食物繊維が豊富に含まれています**のでどちらも大切。野菜の摂取量は１日あたり３５０ｇ以上が目安（47ページ）で、緑黄色野菜と淡色野菜の比率は１：２がよいでしょう。

野菜の調理方法についても、生と加熱とどちらが体によいのか迷いますよね？　生だとかさが多くなりがちですが栄養素は壊れにくく、加熱した場合は失われやすい栄養素もあるものの、かさが減ったりやわらかくなったりして食べやすくなります。双方にメリットとデメリットがあるのです。

そこで、生であればスムージーにしてかさを減らす、加熱する際はただゆでるよりもスープにして水溶性の栄養もとれるようにするといったように、素材に合わせて調理方法の工夫をするとよいでしょう。野菜は毎食とるのが理想ですが、できないときは１日のトータルで必要量を食べれば大丈夫です。

料理が苦手でも大丈夫！コンビニやスーパーを活用

おすすめ食材

- 焼き鳥缶
- ひじき
- カット野菜 ほか

ここまでは栄養素のお話をしましたが、次は高齢者が毎日の生活の中で無理なく手軽に低栄養を防げる食べ方をご紹介していきましょう。

本来は、**1日3食、毎食にたんぱく質＋野菜という食事が理想**なのですが、難しい場合は、1日分（47ページ）をその日の中でとればＯＫです。

そして、**食事の量や品数が増やせない場合は、ちょい足しを活用するのがおすすめ。簡単で手間がかからないので、料理が面倒な人にも向いています。**

たとえば、ビタミンＥが多く含まれているゴマやオメガ3オイルのアマニ油などをサラダやみそ汁に少しかける、亜鉛やカルシウムが含まれているオイスターソースを炒め物の味つけに使う、というような簡単なちょい足しでも栄養やエネルギー量は格段にアップします。

また、みそ汁に余った野菜をたくさん入れる、卵かけご飯に納豆・ノリ・ゴマ・かつお節をのせるなどのちょっとした工夫で、手間なく献立の品数も増やさずに栄養価を高めることができます。炊飯器に米と一緒に缶詰の焼き鳥やひじきを入れて炊けば、たんぱく質やミネラルもとれる炊き込みご飯になります。野菜が足りないけれど切るのが面倒なときは、スーパーのカット野菜や総菜で十分です。

いかがでしょうか？　これくらいなら簡単にできそうですよね？

また、消化のために寝る3～6時間前に食べること、よく噛んで食べることを心がけてください。加えてなるべく誰かと一緒に食べることも大切。

ゆったりと**食事時間を楽しむことが、消化にもよい影響を与える**のです。

低栄養の体に高カロリー食ですばやくパワーチャージ

おすすめメニュー

● パワーシェイク

ここでは、病み上がりで体力が落ちている方や、低栄養が進んでいるご家族に食事を作っている方に、裏ワザ的な高栄養の補給方法をご紹介します。

食事の量がたくさん食べられない方は、主食を42ページの熊リハパワーライス®に１３７ページのふりかけをかけたものにしてください。野菜は、市販の野菜ジュースを活用してもよいと思います。シニアには懐かしいスキムミルクや粉ミルクも、たんぱく質やカルシウムがとれるおすすめの食品。今は大人向け製品がいろいろ出ています。ヨーグルトやコーヒーなどにちょい足しして使いましょう。牛乳にＭＣＴオイルを小さじ１杯ほど足すのもパワーアップに最適。弱った体にはこのような高カロリーのすばやい栄養補給が有効です。

また、**一番積極的にとってほしいのは卵です。質のよいたんぱく質がとれるので完全食ともいわれています。昔はコレステロール値が高くなるので1日1個までとされていましたが、1日2～3個までならOK。**温泉卵（半熟卵）や卵かけご飯は、喉越しがよく食べやすいです。温泉卵はスーパーやコンビニのもので大丈夫。ごく少ない量しか食べられない高齢者なら、食事だけでなく薬を飲む時間も利用してみてください。毎日の服薬時にサプリメントや甘い栄養剤を一緒に飲んで、定期的な栄養補給を習慣にするとよいでしょう。

さらに、ひどく消耗したときや食欲がまったくないときは、「パワーシェイク」をぜひ試してください。作り方はアイスクリーム35gと牛乳または豆乳100～150gに、MCTオイル6g、プロテイン6g、砂糖（なくても可）をよく混ぜるだけです。カップやトッピングに凝って、コーヒー店のシェイク風にして楽しむのもいいですね。

手軽な栄養補給として「おやつ」を賢く利用する

食欲が落ちてもお菓子は別腹……という方は多いのではないでしょうか。せっかく食べるならば、おやつを栄養補給の一環にしましょう。カロリーの高いデザート的な飲み物は食欲がないときもとりやすいので、67ページのパワーシェイクやバナナジュースをおやつの時間に楽しむのもよいと思います。

●脂質やミネラルがとれるナッツ類

クルミやアーモンドにはオメガ3オイルが含まれており、エネルギー補給と同時に生活習慣病の予防にも役立ちます。カルシウムがとれるナッツと小魚のスナックや、たんぱく質がとれる乾燥納豆も◎。

おすすめ食材

- ナッツ類
- 小魚
- せんべい
- 果物
- 和菓子　ほか

●エネルギー補給できるせんべい

米が原料のせんべいは炭水化物がとれます。ただし、テレビを見ながらせんべいを一日中ぽりぽり食べて、**塩分のとりすぎで「せんべい高血圧」になってしまう高齢者もいるので、量には気をつけたいものです。**

●ミネラルやビタミンのとれる果物

おすすめはエネルギー量の高いバナナ、カリウムや食物繊維を含むリンゴ、ビタミンＣの多いイチゴ、クエン酸を含むミカンなど。果物や果汁の入ったゼリーやプリンは、量が食べられないときに向いています。ビタミン類入りの手軽な果汁ゼリー飲料を、食欲のないときのために常備しておくのも便利です。ただし、果物は糖質が多いので、食べすぎには注意しましょう。

また、甘いものを食べるときは、トランス脂肪酸を含むものが多い洋菓子よりも、あんこなどの**たんぱく質を含む豆類をよく使う和菓子の方がベター**。量は「手ばかり栄養法」47ページを参考にして、罪悪感なく楽しんでください。

食事で対策、症状別OK&NG食材

高齢になると、多くの方が体のどこかに何かしらの疾患や痛みを抱えながら生活していると思います。食生活の改善を考えるときは、自分の症状では避けた方がよい食材、積極的にとった方がよい食材をまずチェックしておきましょう。弱いところを食で養生しながら、しっかりと栄養をつけていければ、悪化を抑えながらすこやかに毎日を過ごしていくことができるはずです。

左の表に代表的な症状と対策、避けた方がよい食材&おすすめの食材を挙げていますので参考にしてください。毎日のことなので、続けられるような無理のない献立を組み立てましょう。

おすすめ食材

- MCTオイル
- 果物
- 乳製品
- キノコ類 ほか

症状別の食事法

症状	対策	制限する食材	おすすめの食材
糖尿病	糖質の代わりに脂質をとってエネルギーにする。血糖値の上昇をゆるやかにする食物繊維をとる。	ジュース、お菓子、炭水化物	MCTオイル、オリーブ油、雑穀ご飯、青魚、リンゴ、コンニャク、キノコ類
肝硬変	肝臓にグリコーゲンを多く貯蔵できないため、朝にエネルギーが欠乏。対策として夜食（約200kcal）をとる。良質なたんぱく質をとり、炭水化物は適量に。	アルコール飲料、加工食品、揚げ物、スナック菓子	肉、魚、卵、豆腐、納豆、キウイ、イチゴ、貝類
腎臓病	塩分過多に気をつける。たんぱく質量は増えすぎないようにし、代わりのエネルギーをオメガ3オイルや糖質、でんぷんを含む食材からとる。カリウムやリンを控え、カルシウムをとる。	ラーメン、うどん、漬物、汁物、加工食品、乳製品、小魚、メロン、バナナ	MCTオイル、エゴマ油、アマニ油、オリーブ油、フルーツ缶詰、たんぱく質調整ご飯
骨粗しょう症	カルシウムを多くとる。カルシウムの吸収を妨げるリンを含むインスタント加工食品を避ける。	アルコール飲料、スナック菓子、加工食品、インスタント食品	牛乳、チーズ、ヨーグルト、小魚、ひじき、コンブ、豆腐、緑黄色野菜
高血圧	塩分過多に気をつける。血圧上昇を抑えるカリウム、マグネシウム、カルシウム、食物繊維をとる。	漬物、佃煮、ラーメン、スナック菓子	バナナ、ナッツ類、豆腐、牛乳、海藻、イモ類、野菜全般、青魚
尿酸値が高い	プリン体の多い食品や飲料を避ける。水分をたくさんとる。	魚の干物、レバー、アルコール飲料、エビ、カニ、あん肝	牛乳、ヨーグルト、バナナ、野菜全般、イモ類、海藻、キノコ類
便秘	朝食の量を増やす。野菜、乳酸菌、食物繊維、良質な油をとる。肉類は多くとりすぎない。よく噛んで食べる。なるべく3食とる。	肉類	ヨーグルト、納豆、野菜全般、玄米、エゴマ油、お茶、海藻、キノコ類、果物
貧血	鉄分不足の貧血は、鉄とたんぱく質をしっかりとる。腎臓が原因の貧血はたんぱく質を多くとれないので、鉄のサプリメントなどで補う。	お茶、コーヒー、赤ワイン	（鉄分不足の場合）赤身の肉、青魚、緑黄色野菜、カキ、シジミ、アサリ、レバー、卵

シニア世代は要注意。低栄養の思わぬ原因「便秘」

シニア世代の方が低栄養になる原因のひとつとして、「便秘」も挙げられます。食べたら出す（＝排泄）がうまくいっていないと、食べたくても食べられなくなり、食欲も出ないのです。これは、盲点かもしれません。

高齢になると、消化機能が衰え、排泄の際に使うお腹周りの筋肉が弱ってきて便秘になりがちです。便秘は、次のような状況を引き起こします。

1）腸内に便がたくさん詰まっているので、食べ物が入らない。
2）食欲が出ない。
3）食べないために、腸の働きが止まってしまう。

おすすめ食材

- 水
- 良質な油

4）腸で栄養を吸収しにくくなる。

5）低栄養になる。

こうならないためには、**できる限り3食食べて腸を使い続け、腸の消化機能を衰えさせない、ということが大切なのです**。自分は毎日排泄があるから問題ないと思っている方でも、レントゲンやエコーを診てみると、腸の中に便が停滞している（＝隠れ便秘）ということもあります。

また、便が腸内に停滞した状態になると、**腸内環境が悪化し、体全体の免疫機能も落ちます**ので、さまざまな病気を引き起こすことにもなりかねません。たかが便秘、とはあなどれないのです。**水などの水分を十分にとること、食事の際に良質の油をとることで、スムーズな排便を促しましょう**。

最近ではお腹にやさしい緩下剤があるので、それを使うのも手です。腸内で便に水分を集めて出しやすくするタイプのものがいいでしょう。もちろん薬には副作用もありますから、使用前には主治医と相談してください。

水分不足だと命の危険も！
好きな飲み物で水分補給を

「トイレが近くなるから水分をセーブしている」「水をたくさん飲むと体がむくむので控えている」という声も聞きますが、**65歳を越えたら、しっかり水分をとるべきです**。水分が足りないと、体内を巡回する水分（＝体液）の電解質のバランスが崩れてしまい、脱水症状が起こります。

・体内の水分が２％失われると、喉の渇きを感じ、運動能力が低下する。
・３％失われると、食欲不振になり、ぼんやりする。
・４％～５％失われると、疲労感、頭痛、めまいなどが起こる。
・10％失われると、命の危険が伴う。

右記のように、水分不足は大変危険なので、心不全などでドクターから指示

おすすめ飲料

- 水
- お茶
- ジュース
- スポーツドリンク

を受けている方以外は、水分を積極的にとってください。

「利尿作用があるのでお茶やコーヒー、紅茶など、カフェインが含まれている飲み物ではなく、純粋な水を」という考え方もありますが、水だけを飲むというのは、実際にやってみるとなかなかハードルが高いものです。

ジュース、スポーツドリンクなどはエネルギーの補給にもなりますし、お好きなものを飲んでいただいて構いません。重度の糖尿病で糖分を制限しているなど、心配のある方は、主治医に相談してみてください。


1日に8回以上排尿があると頻尿、とされますが、排尿が多いこと自体は問題ありません。もちろん、頻尿の症状には、前立腺肥大、自律神経の問題、尿路感染症、膀胱炎、糖尿病、腎機能の低下などの病気が隠れていることもあるため、症状がある方はまずはクリニックでの受診をおすすめします。しかし、頻尿で投薬治療中の方でも、水分は十分にとるべきです。夏には、熱中症対策としても、水分補給は必須です。

がんになると筋肉が減る!? 「悪《あく》液《えき》質《しつ》」について

ガリガリに痩せて骨と皮ばかりになってしまう「悪液質」という症状があります。これは、**がんや慢性疾患で全身に炎症が起きて、体重や筋肉がどんどん減少していく**というもので、進行性のがん患者さんでは診断時に30％以上、終末期には80％以上の方々に見られます。

悪液質とは、いうなれば「エネルギーの浪費モード」。がんの場合、がんから分泌される物質により、エネルギーを消費するスイッチがオンに入ったままになってしまい、常に燃やし続けてしまう代謝の状態です（がん悪液質）。

おすすめ食材

- 肉
- 魚
- 卵
- 乳製品
- 大豆製品

このモードになると、**貯蓄されていた脂肪を燃やすだけでなく、本来は燃やしてはいけない、筋肉（骨格筋）も燃やしてしまうのです**。

がん患者さんは、がん悪液質で生じる「筋肉の減少」により、倦怠感やだるさを感じ、体を動かすことが困難になります。こうした状態が長く続くと体の機能が徐々に低下し、普段の生活や歩行にも影響が出て、ＱＯＬ（生活の質）が低下してしまうのです。がん治療中は、抗がん剤の副作用で、食欲不振に陥りがちです。特に、口からしっかり食べて、エネルギーとたんぱく質をとり続け、体重を維持し、筋肉を保つことが必要になります。

肉、魚、卵、乳製品、大豆製品などのたんぱく質はもとより、ジュースでもアイスクリームでもなんでもかまいません、好きなものを食べてエネルギーをとりましょう。

病気を治すうえで悪液質でも体重を維持する、ということはなかなか難しく、最大の課題となっています。何より食事をとることが大切です。

病気だからといって食事を制限しすぎるのも逆に毒

気をつけたいこと

- 塩分制限
- 糖質制限
- たんぱく質制限

かつては、糖尿病ならばカロリーを制限し、血圧が高ければ塩分を控え、腎臓病ならば塩分とたんぱく質も管理、といった食事制限が定説でした。ところが時代は変わるもので、**最新の医学では「病気の治療よりも、栄養を十分にとることが優先」「食事制限によって陥る低栄養のほうが、むしろリスクが高い」という考えが主流になっています**。病気の悪化を恐れるあまり、食事を過剰に制限するのも逆に毒なのです。

そのため、疾患別の新ルールは次のようなことです。

脳卒中……血液中のコレステロール増加を予防しようと脂肪を敬遠して、肉を控えすぎない。たんぱく質が不足するのを避ける。

心疾患……塩味を感じにくいので、香辛料などで味にアクセントをつけて食べやすくする。倦怠感があるので、パッと短い時間で食べられる高カロリーのものを。

腎臓病……重度の腎機能障害がなければ、たんぱく質はなるべく控える程度にして制限しすぎない。塩分制限のしすぎで食欲がなくなることがあるので注意。

糖尿病……糖質をやみくもに制限するのではなく、血糖値の乱高下対策として、サラダや副菜から食べ始めて、甘いものは最後に食べるようにする。

高血圧や糖尿病などの病気の治療はうまくいったのに、痩せすぎて動けなくなった、という残念なことにならないように注意したいですね。人生の後半は自分にとって素敵な時間の過ごし方ができるように、病気とうまく付き合いつつ、体重や筋肉をしっかり保持して健康で長生きしたいものです。

COLUMN

間違いだらけの食の常識を正そう Part 1

これまでの食に対する思い込みは、意外なところにまだたくさんあります。どんどんアップデートしていきましょう！

Q 食事は、1日30品目必要なんですよね？

A たんぱく質＋野菜を意識すれば品数は関係なし！

1日30品目……という指針は昭和60年代のもの。現在は見直しされており、たんぱく質と野菜を中心にバランスよくしっかり食事がとれていれば30品目も食べなくてOKです。

Q 便秘がちなので、ゴボウをたくさん食べてます。

A 食べすぎると逆に悪化する可能性も。

便を軟らかくする水溶性食物繊維と、便のかさを増やす不溶性食物繊維の両方を含むごぼうは便秘に◎。ただし、とりすぎると腸を刺激して下痢や便秘になることもあるので要注意。

Q 閉経後は、貧血は関係ないですよね？

A 実はシニアは貧血が多いんです！ 鉄やたんぱく質をとりましょう。

シニアは低栄養による鉄分不足のほか、加齢で赤血球をつくる力が落ちたり、腫瘍が影響していたりと貧血になりやすい理由がいっぱい。鉄やたんぱく質をなるべく多めに！

Q 少食なのですが、食べる量を増やすのは難しいですよね……。

A 食べる場所を変えたり、大人数で食べたりするだけでも変わります。

楽しみながら食事をすると食欲が増し、食事量が増えるといわれています。家族と離れている場合はテレビ電話で話しながら食べるのもおすすめ。

（第3章）

この食材なら栄養ばっちり！

70歳からはこれを食べる

ここからは具体的に、おすすめ食材をご紹介！
どんな食材にどんな栄養素が入っているのか
見ていきましょう。下ごしらえが面倒な
食材は、加工品もあわせて紹介しています。
今必要な栄養素を探して、
毎日の食事に活用してください。

70歳以上が特に気にするべき栄養素

体力をキープするポイントは「たんぱく質」と「脂質」「糖質」。元気に動ける体づくりのためにこれらの栄養素をしっかりとり、体力を保つエネルギーを十分に確保しましょう。

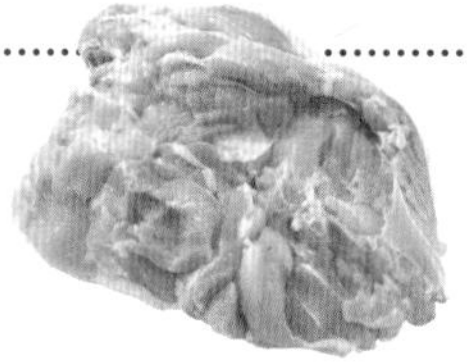

1位

体をつくる大事な栄養素

たんぱく質

70代以降の世代にとって最も必要な栄養素はたんぱく質。筋肉のもとになるたんぱく質を十分にとることが健康の鍵です。また、脂質や糖質が不足してしまうとたんぱく質をエネルギー源に使ってしまうため、これらをあわせてとることもお忘れなく。

ポイント

- 筋肉づくりに欠かせない栄養素
- 肌や髪の若々しさを保つ
- 免疫力アップに不可欠
- 冷えやむくみを予防
- 体を動かすエネルギーに使われる

どんな食材に多い？

●肉　●魚　●卵　●大豆製品　●牛乳

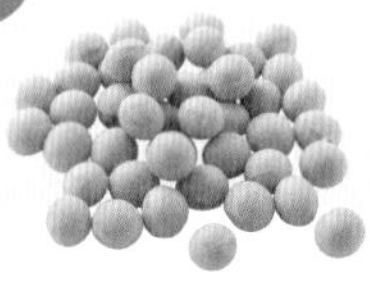

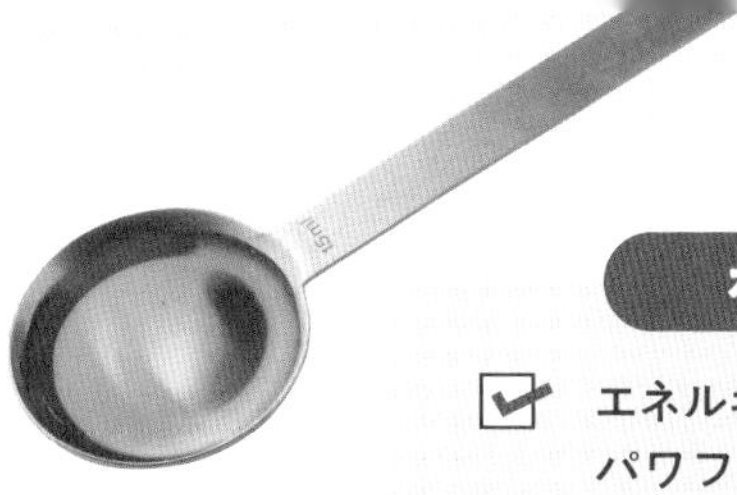

2位

エネルギーを効率的に摂取

脂質

1gで9kcalもあり、少量でも大きなエネルギーとなる栄養素。脂溶性ビタミン（ビタミンA・D・Eなど）の吸収を助け、細胞膜やホルモンの材料となります。

ポイント

- エネルギーを効率よくつくり、パワフルになれる
- 便秘を予防
- EPA、DHAが認知症を予防

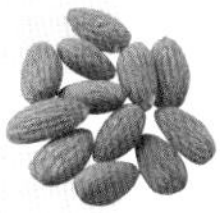

どんな食材に多い？

●食用油　●青魚　●ゴマ　●ナッツ

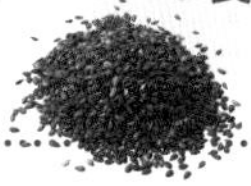

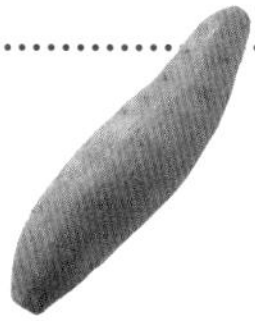

3位

即効でエネルギーに変わる

糖質

ポイント

- エネルギーにすぐに変わる
- 脳を動かすのに必要

どんな食材に多い？

- 米
- パン
- 麺
- イモ
- 果物

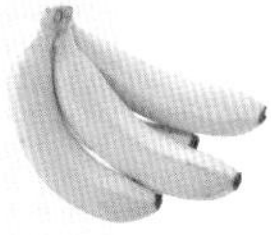

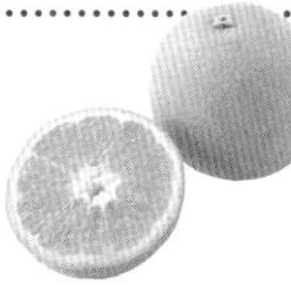

4位

体の潤滑油

ビタミン

ポイント

- 疲れにくい体をつくる
- 病気や肌のトラブルを防ぐ

どんな食材に多い？

- 緑黄色野菜
- 淡色野菜
- 果物
- 肉
- 魚

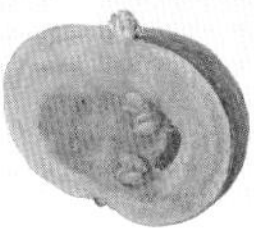

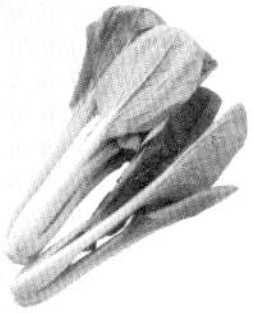

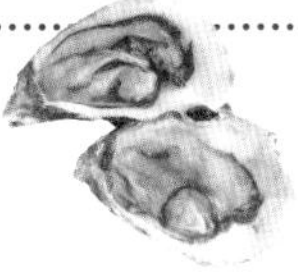

5位

体の調整役

ミネラル

ポイント

- カルシウムが骨や歯を強化
- 鉄が貧血を予防

どんな食材に多い？

- 貝類
- 海藻
- 緑黄色野菜
- 乳製品

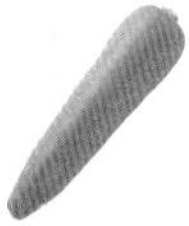

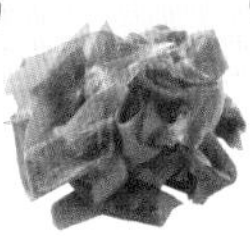

積極的にとりたい 奇跡の食材Best5

いろいろな食材がある中で、どれを意識的に食べればいいか迷うこともあるはず。そこで、特におすすめの5つを厳選しました。まずは、1日に1食材を目安にとり入れてみましょう。

1

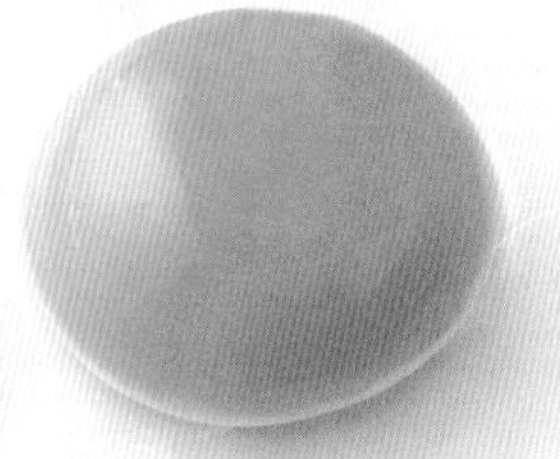

優秀なたんぱく質源

卵

必須アミノ酸をバランスよく含み、さらにたんぱく質量も食品中でトップクラス。皮膚や粘膜の再生を促す働きのあるビタミンB_2も含み、毎日欠かさず食べたい食材です。

>> P094

良質な脂質がとれる

サケ

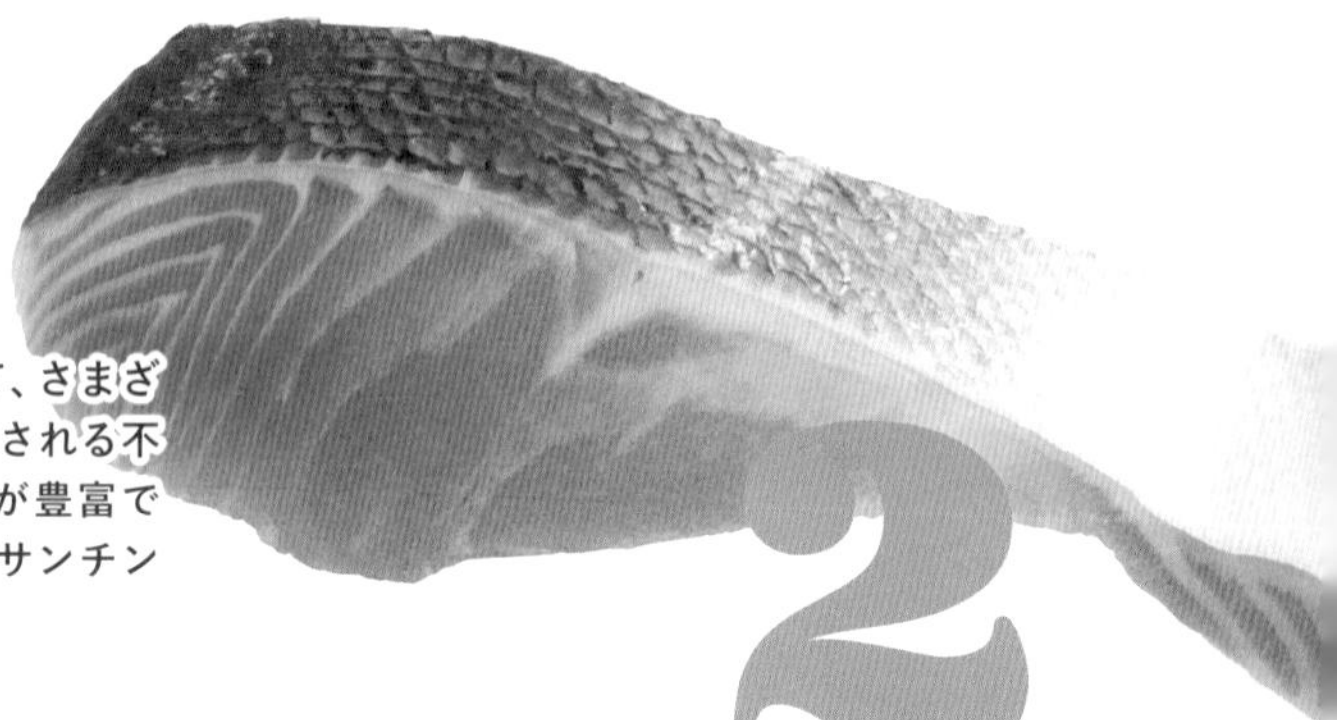

2

良質なたんぱく質に加えて、さまざまな病気改善の効果が期待される不飽和脂肪酸のEPAとDHAが豊富です。抗酸化物質のアスタキサンチンも注目の成分です。

>> P088

3

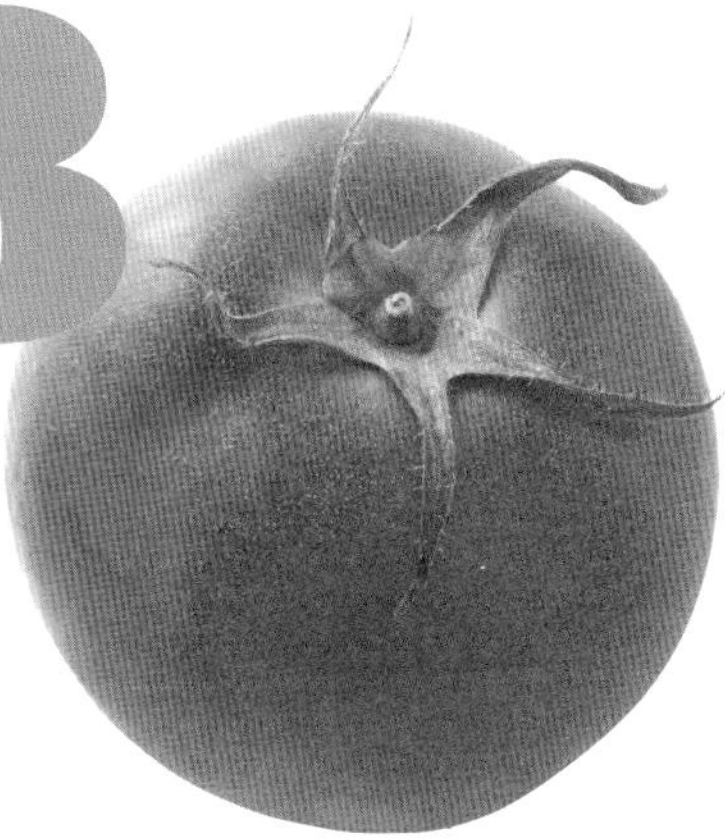

抗酸化野菜の王様

トマト

栄養の宝庫である野菜の代表格。赤色のもととなる成分のリコピンは、ビタミンEの100倍もの抗酸化作用があるといわれ、若返りやがん予防、免疫力アップに役立ちます。

>> P108

たんぱく質も豊富

ブロッコリー

がんの予防効果があるスルフォラファンを含む野菜として注目を浴びている野菜。ビタミンC・E、β-カロテンの働きにより、細胞を活性酸素から守り、動脈硬化の予防にも◎。

>> P106

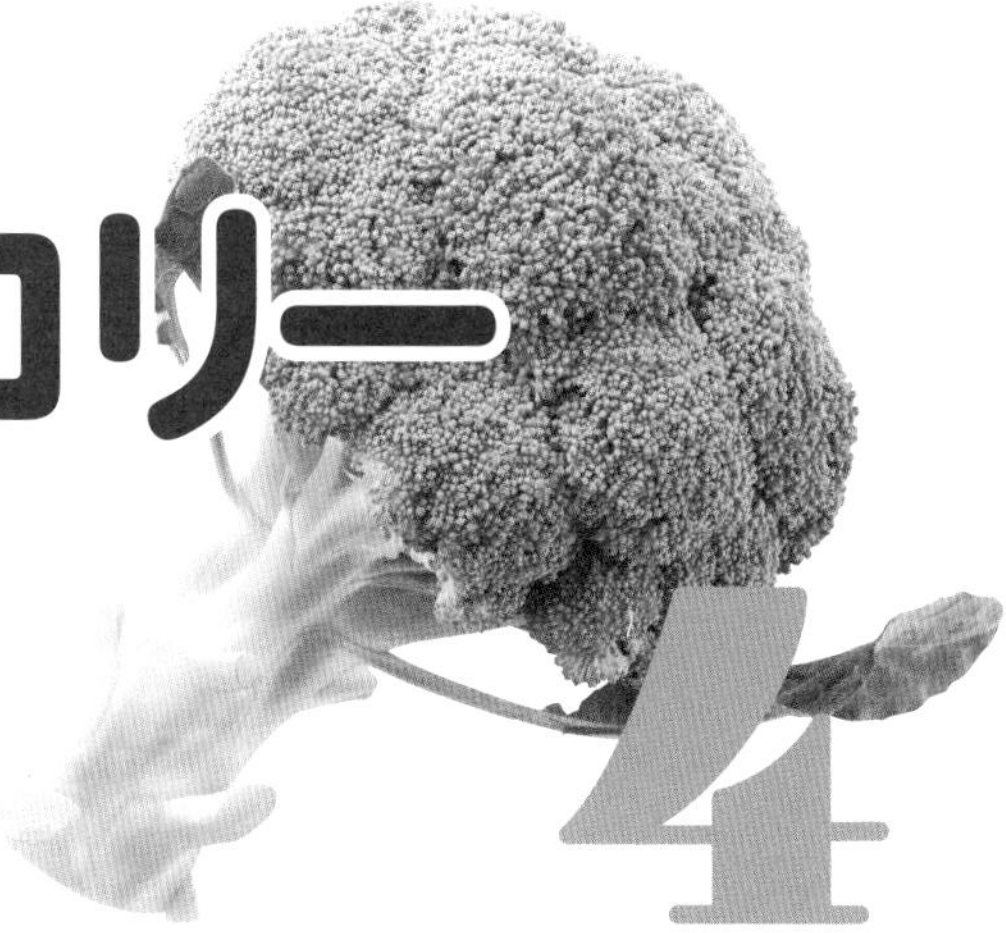

4

5

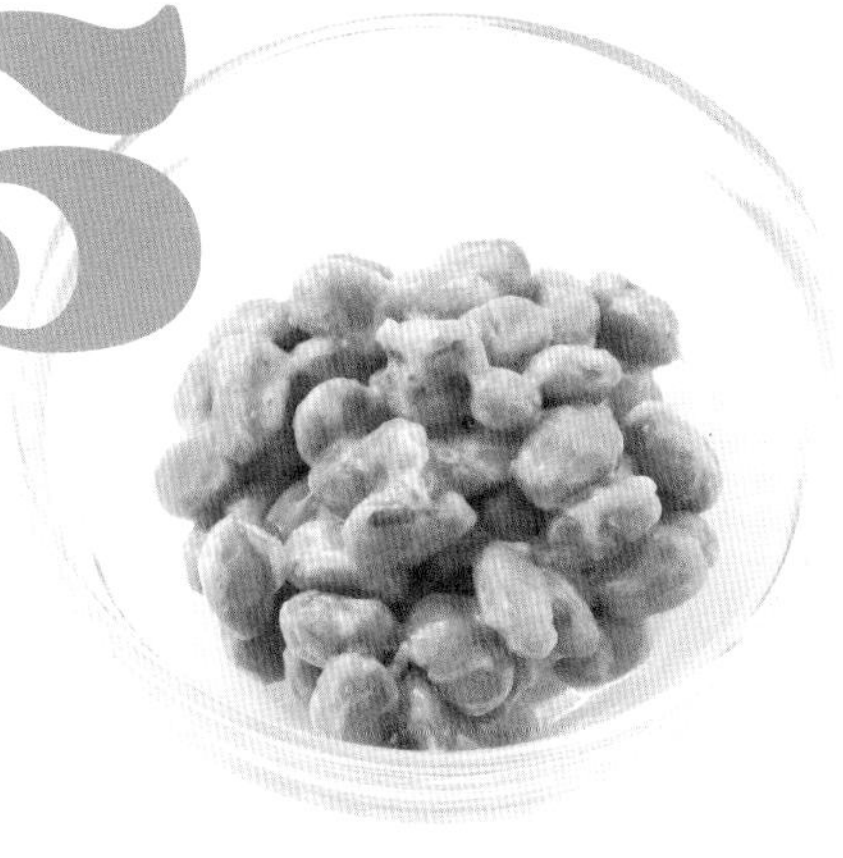

健康パワーがぎっしり

納豆

5大栄養素すべてが含まれるバランスのよい発酵食品。たんぱく質や腸内環境を整える食物繊維はもちろん、納豆キナーゼやビタミンKが血栓を予防し、血液をサラサラにする効果も。

>> P098

70歳からの食材事典

70代から特に必要な栄養価の高い食材をジャンルごとに掲載しています。毎日の献立を決めるときにぜひ活用しましょう。

【使い方】●「おもな栄養の含有量とエネルギー量」では、その食材に特に多く含まれる体によい栄養素と共に100gあたりのエネルギー量を掲載。自分に必要な栄養素を見つけて、食材を選んでみてください。●「調理のポイント」では、その食材をおいしく食べるコツや栄養素を効果的にとるコツを載せているので、調理の参考に。●そのほか、下記のアイコンも参照してください。

… 期待できる効果　＼これでもOK／ … より簡単に食材をとれるおすすめ品

DHAとEPAの量はダントツ

サバ

マサバ100gあたりの
おもな栄養の含有量とエネルギー量

たんぱく質	20.6g
DHA	970mg
EPA	690mg
エネルギー	211kcal

サバには、青魚特有のDHAやEPAがたっぷりと含まれています。身はたんぱく質やビタミンD、血合いには鉄やビタミンB群が含まれます。どの部位も栄養が豊富です。

調理のポイント
酢を使うと消化がよくなります。また、ネギやみそ、ショウガを合わせると臭み消しに効果的。

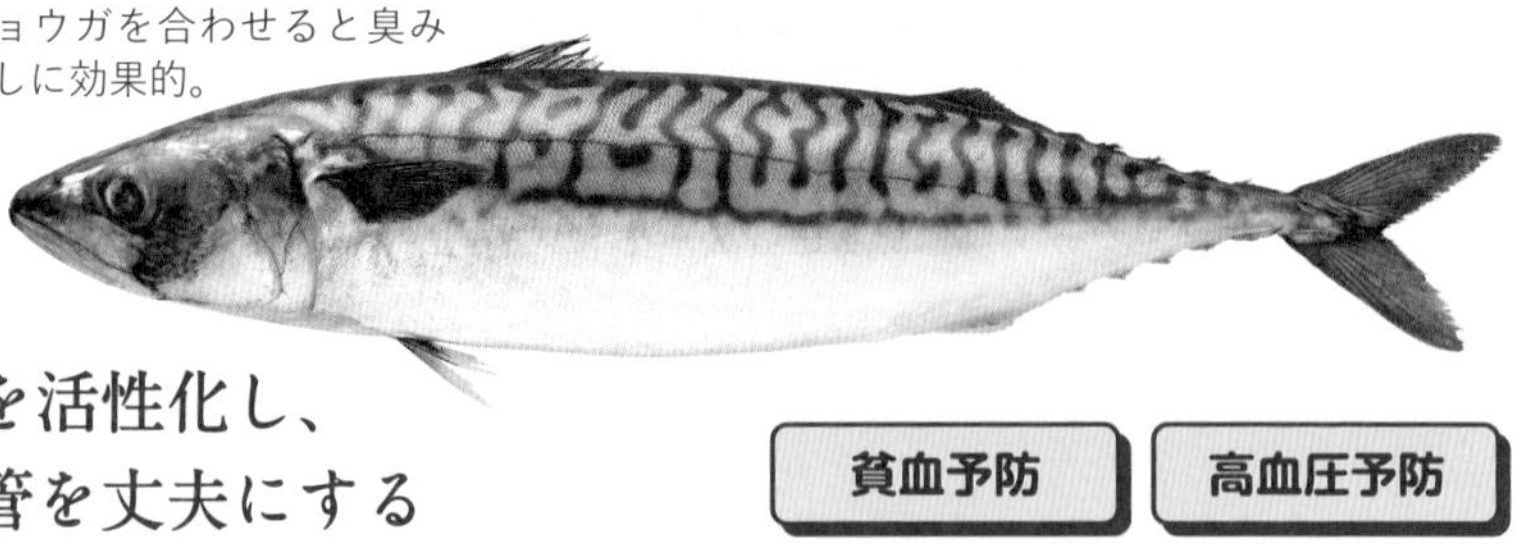

脳を活性化し、血管を丈夫にする

DHAは脳を活性化したり、コレステロール値を下げる効果が。EPAには血栓をできにくくしたり、血圧の上昇を抑えたりする作用があるといわれています。また、血合いに含まれている鉄は貧血の予防に役立ちます。

貧血予防　**高血圧予防**　**脳の活性化**

＼これでもOK／

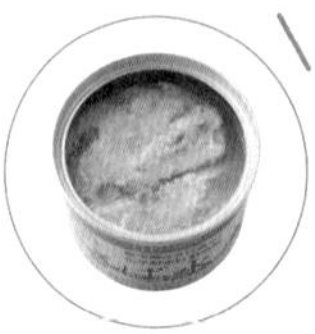

サバ水煮缶
サバ缶の汁にも栄養がたっぷり。

めばちマグロ（赤身）100gあたりの
おもな栄養の含有量とエネルギー量

たんぱく質	25.4g
DHA	370mg
エネルギー	115kcal

カツオ（春獲り）100gあたりの
おもな栄養の含有量とエネルギー量

たんぱく質	25.8g
DHA	120mg
エネルギー	108kcal

マイワシ100gあたりの
おもな栄養の含有量とエネルギー量

たんぱく質	19.2g
DHA	870mg
エネルギー	156kcal

調理のポイント

カツオは旬の時期には生で食べるのが一番。マグロの赤身には鉄も豊富なので、積極的にとりたい。

良質なたんぱく質と脂質

マグロ・カツオ イワシ

赤身のたんぱく質量は魚肉の中でもっとも多く、体力増強に役立つといわれています。

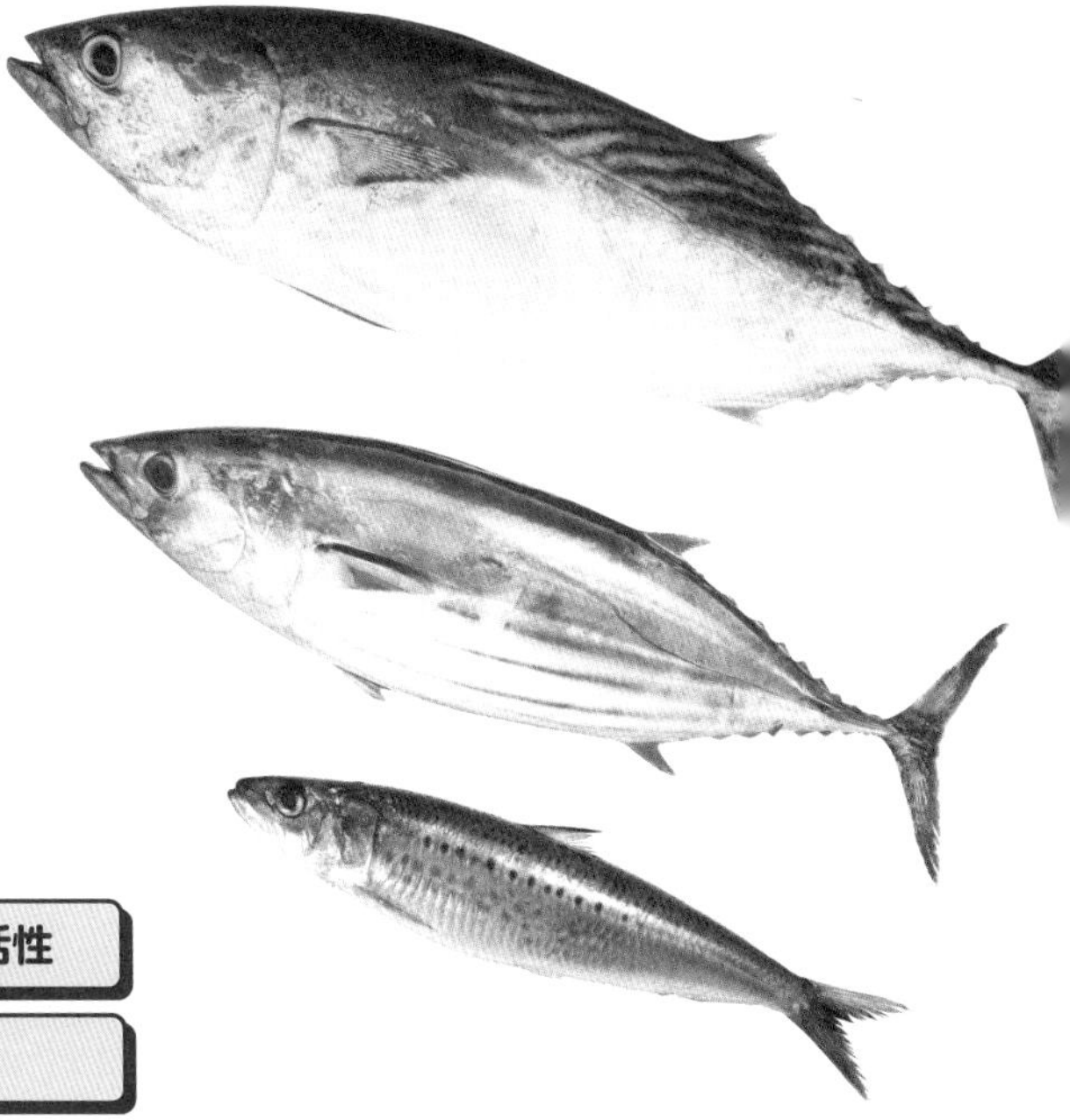

血栓予防 **脳の活性** **代謝アップ**

血栓の予防や脳細胞を活性化

血栓予防に役立ち、脳細胞を活性化するEPAやDHAが豊富です。ビタミンAやB群も多く含まれ、栄養素の代謝をサポートし、新陳代謝を活発にするほか、皮膚や粘膜の健康維持にも大きく働きます。

＼これでもOK／

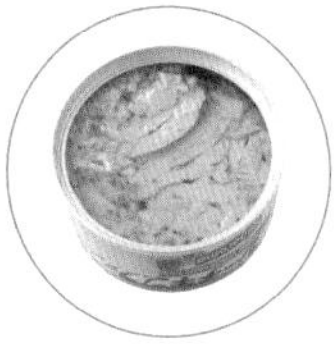

ツナ缶

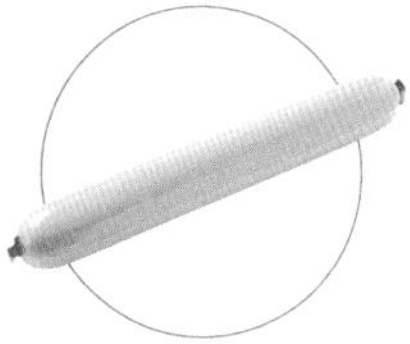

魚肉ソーセージ

たんぱく質をしっかりとれる加工食品。ソーセージは朝食やおやつ代わりにも◎。

抗酸化力の高い魚の代表

サケ

サケは赤身と思われがちですが、実は白身魚。身の赤さは、強い抗酸化パワーの証です。

動脈硬化予防　老化防止

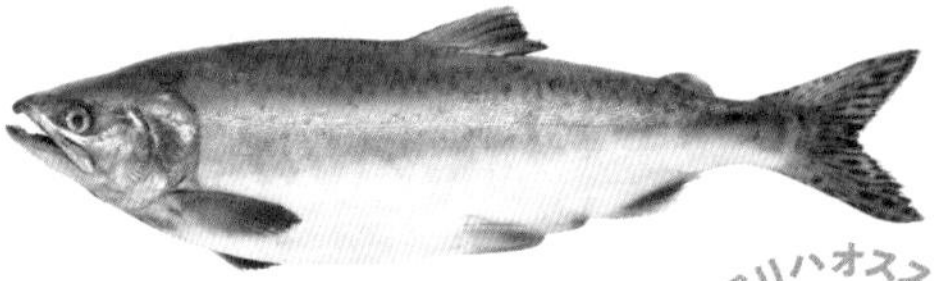

\これでもOK/

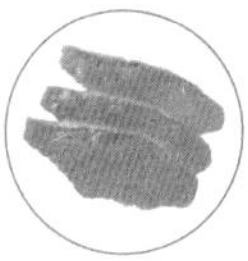

スモークサーモン

サラダやクリームチーズなどと一緒に食べると栄養的に◎。

熊リハオススメ BEST 5食材

サケ(シロサケ)100gあたりのおもな栄養の含有量とエネルギー量

たんぱく質	22.3g
DHA	460mg
エネルギー	124kcal

調理のポイント

皮にはコラーゲンが豊富。皮ごといただきたい。

免疫力の低下を抑制。アンチエイジングも

身の赤さはアスタキサンチンによるもの。この色素には高い抗酸化作用があり、老化やがん、動脈硬化を防ぐ効果があるといわれています。

ビタミン豊富なスタミナ食材

ウナギ

免疫力を高めるビタミンAが特に多く、たんぱく質や脂質などもバランスよく含みます。

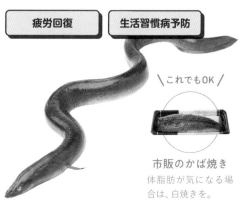

疲労回復　生活習慣病予防

\これでもOK/

市販のかば焼き

体脂肪が気になる場合は、白焼きを。

ウナギ(かば焼き)100gあたりのおもな栄養の含有量とエネルギー量

たんぱく質	23.0g
ビタミンA	1500μg
エネルギー	285kcal

調理のポイント

山椒を添えると、消化を助けてくれる。

ビタミンとDHAやEPAが健康をサポート

ビタミンB_2・Eは老化防止や疲労回復、生活習慣病予防などに役立ちます。ウナギ特有のヌルヌルに含まれるムコ多糖類は胃腸の粘膜を強化します。

高たんぱくで低脂肪の白身魚

カレイ・ヒラメ

くせがなく、さっぱりとした味わい。脂肪分が少ないためカロリーの低いヘルシーな魚です。

老化防止　**動脈硬化防止**

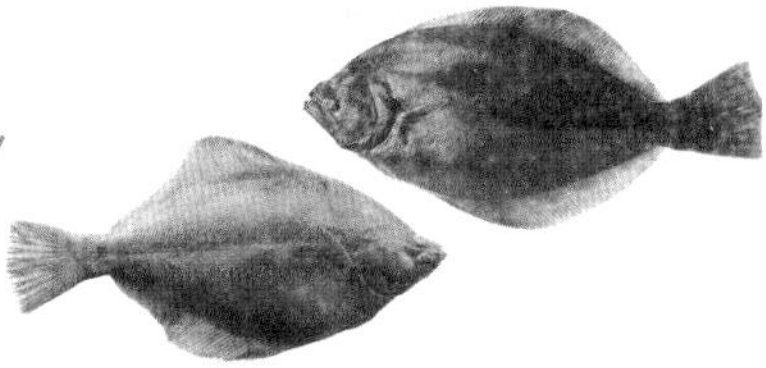

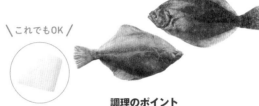

\これでもOK/

はんぺん

おでん以外にチーズ焼きや揚げ物も◎。

調理のポイント

煮こごりにするとコラーゲンも摂取できる。

ヒラメ（皮つき）100gあたりの
おもな栄養の含有量とエネルギー量

たんぱく質	21.6g
ビタミンB_2	0.34mg
エネルギー	115kcal

カレイ（マガレイ）100gあたりの
おもな栄養の含有量とエネルギー量

たんぱく質	19.6g
ビタミンD	13.0μg
エネルギー	89kcal

細胞レベルから健康な体づくり

細胞の再生を促して老化を防止するビタミンB_2や、コレステロール値を下げて動脈硬化を防ぐタウリンの働きで、健康な体をつくります。

毎日食べたいカルシウム源

シラス

高たんぱくでカルシウムやリンなどのミネラルを豊富に含んでいるのが特徴です。

骨粗しょう症予防　**イライラ軽減**

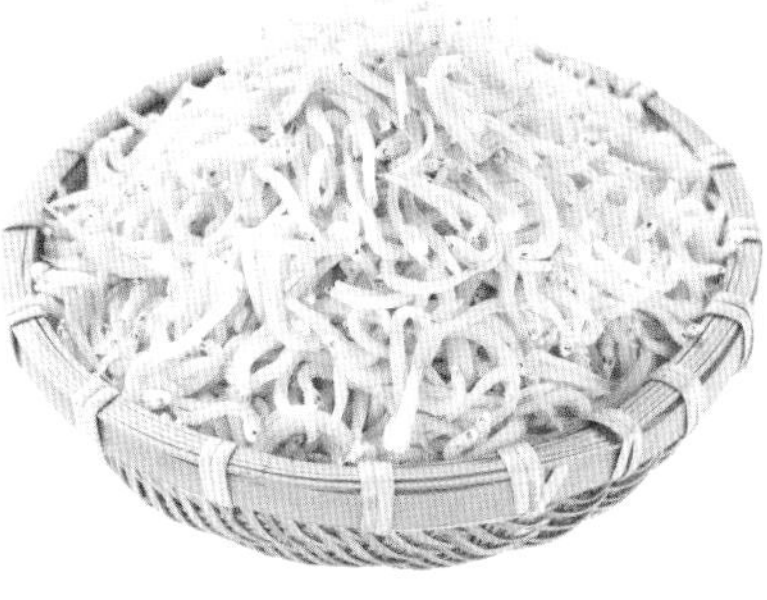

干しシラス（微乾燥品）100gあたりの
おもな栄養の含有量とエネルギー量

たんぱく質	24.5g
カルシウム	280mg
エネルギー	113kcal

調理のポイント

塩分が多いので高血圧が気になる人は食べすぎに注意。

たっぷりのミネラルで骨や歯を強化

カルシウムやリン、ビタミンDの作用で骨の生成を助け、骨粗しょう症の予防に効果が期待できます。さらに、イライラを軽減する働きもあります。

タウリン含有量はトップクラス

イカ

低カロリー食材。アミノ酸の一種であるタウリンが豊富に含まれているのが特徴です。

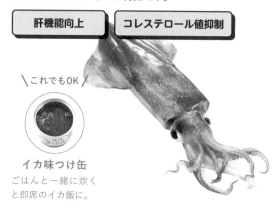

肝機能向上　**コレステロール値抑制**

\これでもOK/

イカ味つけ缶

ごはんと一緒に炊くと即席のイカ飯に。

イカ(スルメイカ)100gあたりのおもな栄養の含有量とエネルギー量

たんぱく質	17.9g
亜鉛	1.5mg
エネルギー	76kcal

調理のポイント

水溶性のタウリンは汁ごととれる鍋物がベスト。

栄養ドリンクの成分で有名なタウリンに注目

タウリンは血中のコレステロール値を下げる働きがあるほか、肝機能を高める作用も期待できます。さらに、細胞の再生に働く亜鉛が多いのもポイントです。

殻にも栄養たっぷり

エビ

殻には免疫力を強化するキチン質、がん発生を防ぐアスタキサンチンが含まれています。

血糖値抑制　**コレステロール値抑制**

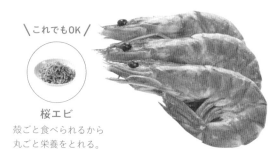

\これでもOK/

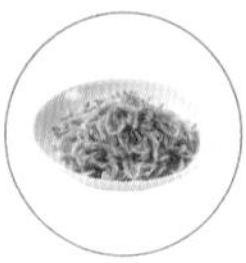

桜エビ

殻ごと食べられるから丸ごと栄養をとれる。

エビ(バナメイエビ)100gあたりのおもな栄養の含有量とエネルギー量

たんぱく質	19.6g
銅	0.33mg
エネルギー	82kcal

調理のポイント

栄養豊富な殻はみそ汁やだしに活用してムダなく摂取。

コレステロールや血糖値にアプローチ

身に含まれるベタインは血糖値を下げる働きがあり、糖尿病予防が期待できます。また、イカと同様にタウリンがコレステロール値の低下に働きかけます。

魚介類

亜鉛の含有量はダントツ

カキ

亜鉛や鉄、銅などのミネラルが豊富。特に亜鉛は食品中でトップクラスの含有量です。

肝機能向上　**貧血予防**

カキ100gあたりの
おもな栄養の含有量とエネルギー量

たんぱく質	6.9g
亜鉛	14.0mg
エネルギー	58kcal

調理のポイント
レモン汁をかけて食べると
鉄の吸収を高める。

免疫や肝機能の向上に働く

亜鉛は味覚の維持や免疫機能に欠かせない栄養。うま味を引き立てるグリコーゲンは効率よくエネルギーに変わり肝機能を強化します。鉄は貧血に有効です。

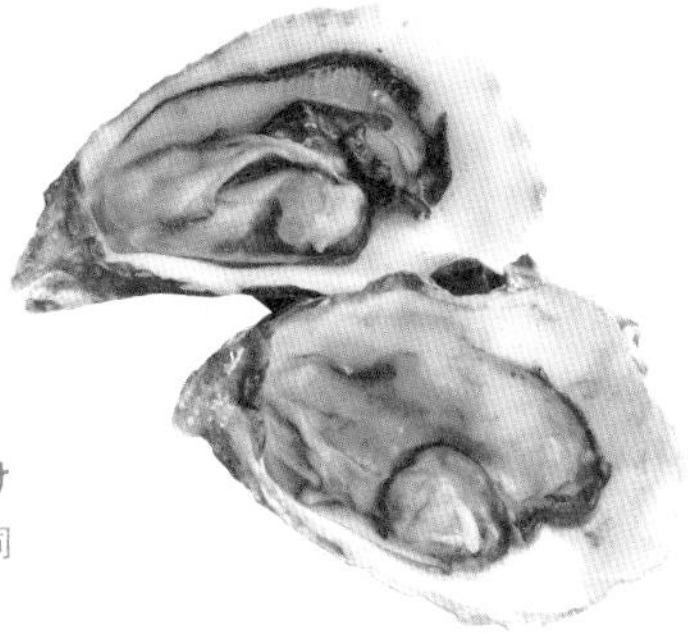

＼これでもOK／

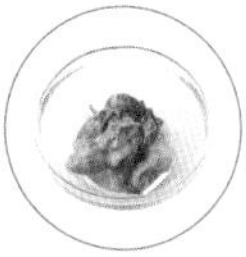

カキのオイル漬け
ミネラルと脂質が同時にとれて効率的。

肝臓の働きをサポート

アサリ・シジミ

どちらも栄養価に優れ、特にビタミンB_{12}とタウリンが豊富に含まれています。

動脈硬化予防　**肝機能向上**

アサリ100gあたりの
おもな栄養の含有量とエネルギー量

たんぱく質	6.0g
ビタミンB_{12}	52.0μg
エネルギー	27kcal

シジミ100gあたりのおもな栄養の
含有量とエネルギー量

たんぱく質	7.5g
ビタミンB_{12}	68.0μg
エネルギー	54kcal

調理のポイント
酒蒸しなど汁ごと食べられるメニューが◎。

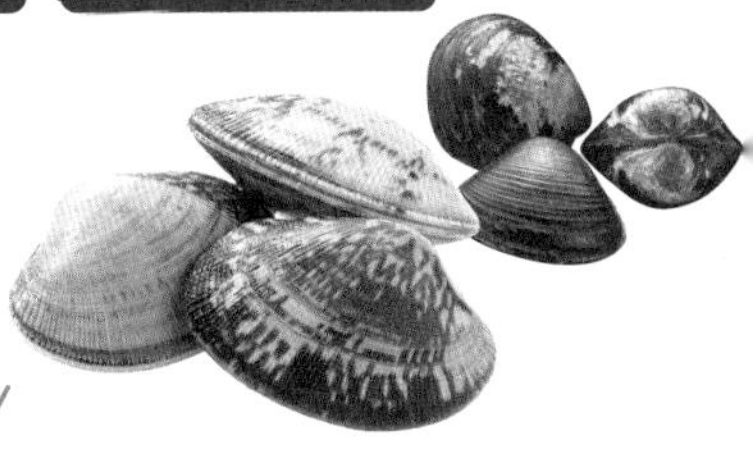

オルニチンによる疲労効果にも期待

豊富なタウリンによる肝機能向上や動脈硬化の予防効果があります。ビタミンB_{12}は末梢神経の働きを高めるのにも役立つため、肩こりの改善が期待できます。

＼これでもOK／

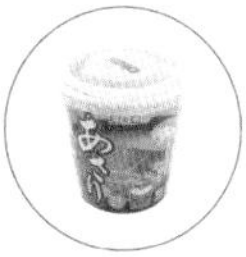

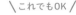

インスタントのみそ汁
みそと合わせると肝機能向上効果がさらにアップ。

鶏肉（若どり・もも皮つき）100gあたりのおもな栄養の含有量とエネルギー量

たんぱく質	16.6g
脂質	14.2g
ビタミンA	40μg
エネルギー	190kcal

高たんぱくで消化がよい

鶏肉

ささみやむね肉は良質なたんぱく質をたっぷり含み、牛や豚肉と比べて低脂質です。もも肉は皮の部分や骨の周囲に皮膚の弾力性を高めるコラーゲンが多く含まれます。

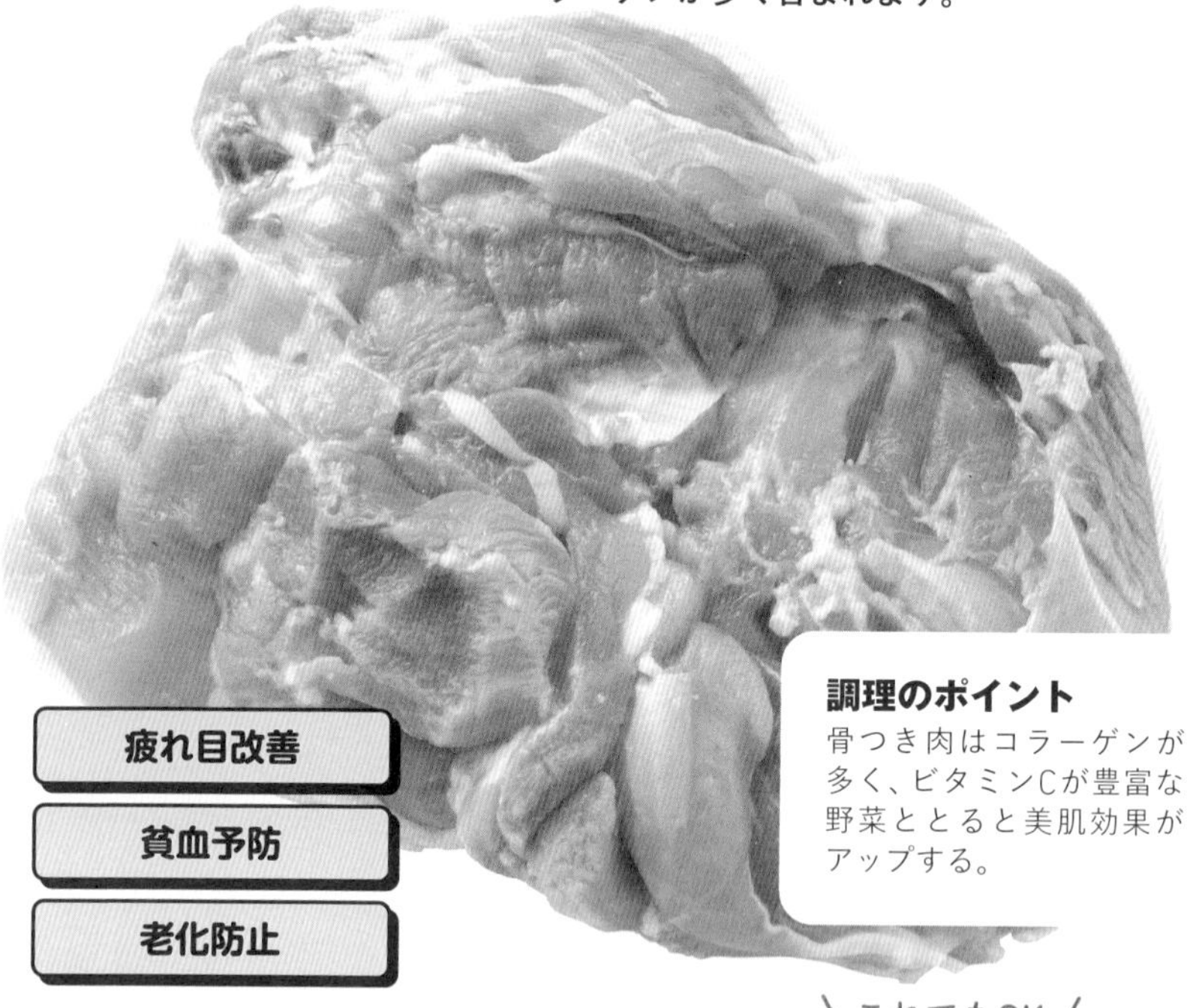

疲れ目改善

貧血予防

老化防止

調理のポイント
骨つき肉はコラーゲンが多く、ビタミンCが豊富な野菜ととると美肌効果がアップする。

見た目の若々しさや健康維持にひと役

ビタミン群が豊富ですが、注目すべきはビタミンA。目や皮膚の粘膜を健康に保ったり、抵抗力を高める働きがあります。さらにビタミンB_2・B_6はたんぱく質の代謝を促し、皮膚や髪の健康維持にも役立ちます。

＼これでもOK／

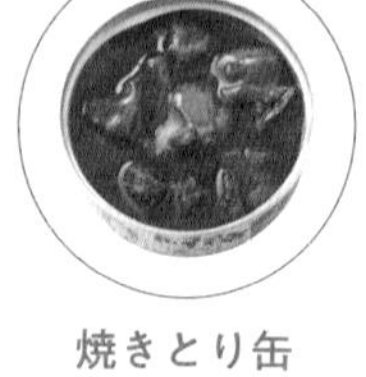

焼きとり缶

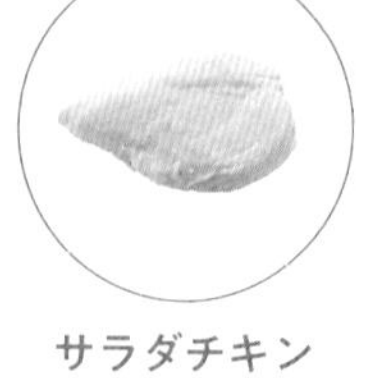

サラダチキン

どちらも緑黄色野菜や淡色野菜を加えれば簡単にバランスのよい一品になる。

疲労回復やストレス軽減に◎

豚肉

主成分は良質なたんぱく質と脂質。ビタミンB_1の含有量がダントツに多いのが特徴です。

疲労回復　ストレス軽減

豚肉（ロース脂身つき）100gあたりのおもな栄養の含有量とエネルギー量

たんぱく質	19.3g
ビタミンB_1	0.69mg
エネルギー	248kcal

調理のポイント

疲労回復にはビタミンB_2がより多く含まれるヒレ肉がおすすめ。

豊富なビタミンB群が脂質の代謝をサポート

脂質や糖質の代謝を促し、エネルギー産生に関わることで疲労回復やストレス軽減が期待できます。皮膚や神経を健やかに保つナイアシンも豊富です。

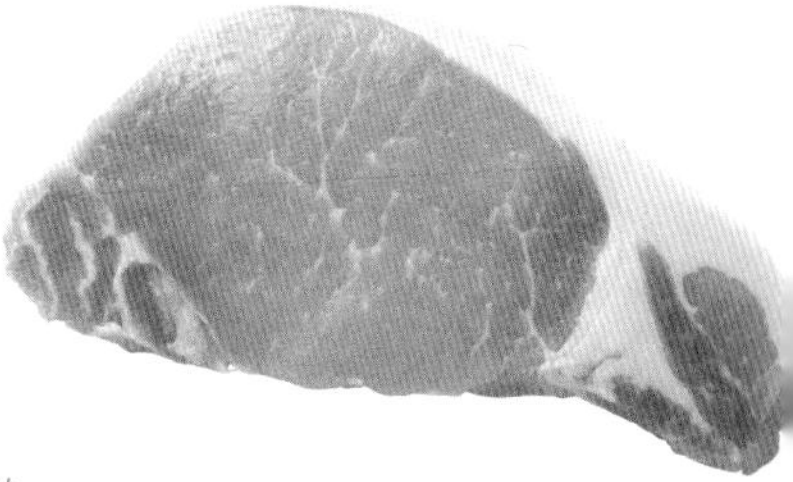

＼これでもOK／

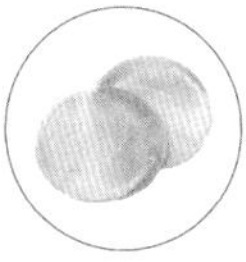

ハム

塩漬けしてあるため塩分過多に注意。

エネルギー源として必須

牛肉

丈夫な体づくりに欠かせない栄養が豊富。赤身にはカルニチンを含むのも特徴です。

貧血改善　冷え性改善

和牛肉（ヒレ赤肉）100gあたりのおもな栄養の含有量とエネルギー量

たんぱく質	19.1g
ビタミンB_{12}	1.6μg
エネルギー	207kcal

調理のポイント

緑黄色野菜と組み合わせると、鉄の吸収率がさらにアップする。

カルニチンが脂質の代謝をサポート

カルニチンが脂質の代謝を助けてくれます。体への吸収率が高いヘム鉄やビタミンB_{12}は貧血や冷え性の改善に有効です。亜鉛は味覚障害の予防に◎。

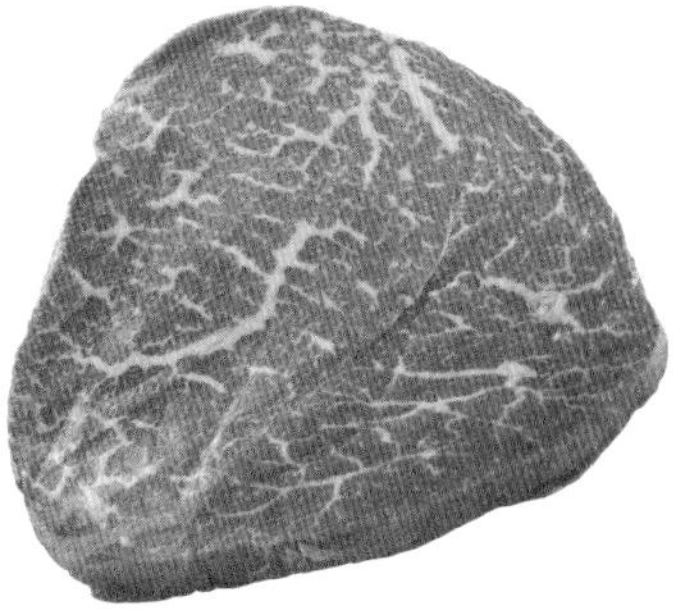

＼これでもOK／

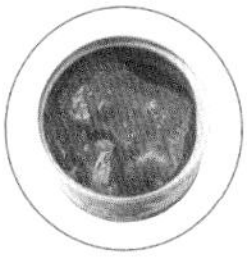

大和煮缶

大根など消化をサポートする食材と一緒に。

優秀な栄養バランス

鶏卵・うずら卵

食物繊維とビタミンC以外のほとんどの栄養素をバランスよく含む優秀食材。免疫力を高めるビタミンAや新陳代謝を活発にするビタミンB群なども含まれているのも高ポイントです。

鶏卵(全卵)100gあたりの
おもな栄養の含有量とエネルギー量

たんぱく質	12.2g
脂質	10.2g
ビタミンD	3.8μg
エネルギー	142kcal

うずらの卵(全卵)100gあたりの
おもな栄養の含有量とエネルギー量

たんぱく質	12.6g
脂質	13.1g
ビタミンD	2.5μg
エネルギー	157kcal

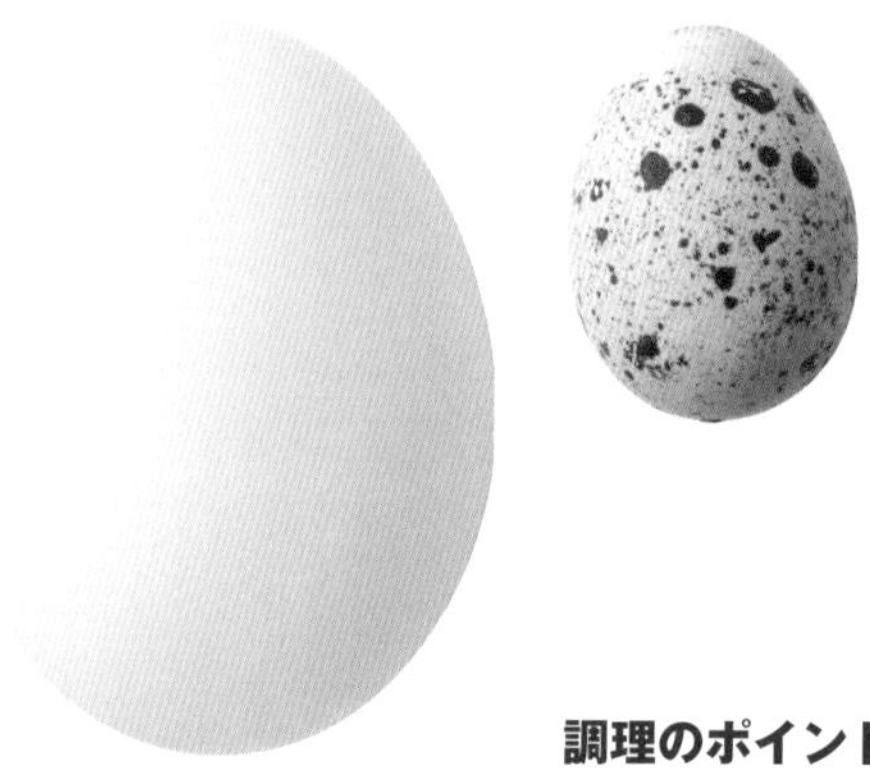

調理のポイント

野菜と一緒に調理すると卵に不足するビタミンCが補えます。ゴーヤチャンプルなどがおすすめ。

認知症予防

コレステロール値抑制

卵黄に含まれるレシチンに注目

レシチンには脳の記憶や情報の伝達に関わるコリンが含まれ、認知症やもの忘れの予防に役立つとして、注目を集めています。さらに、コレステロール値抑制効果があり、正常値の人が1日2、3個食べる分には心配無用です。

\これでもOK/

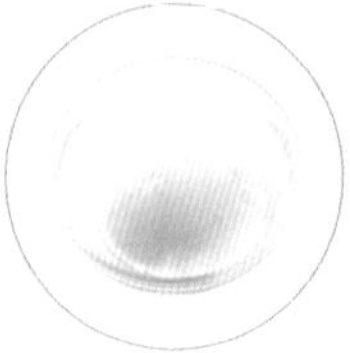

市販の温泉卵

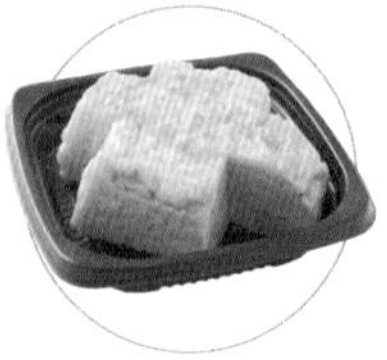

市販の卵焼き

ゆですぎると口あたりや消化が悪くなるので、ゆでる場合は半熟卵や温泉卵がベスト。

普通牛乳100gあたりの
おもな栄養の含有量とエネルギー量

たんぱく質	3.3g
脂質	3.8g
カルシウム	110mg
エネルギー	61kcal

カルシウム補給食品

牛乳

カルシウムやたんぱく質が豊富。カルシウムは体内に吸収されにくい栄養素ですが、牛乳には吸収を促進させるカゼインホスホペプチドや乳糖が含まれているため、効率よく摂取できます。

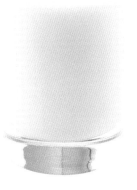

調理のポイント
小松菜などマグネシウムを含む食品と組み合わせるとカルシウムの吸収率がよりアップ。

骨粗しょう症予防

イライラ軽減

腸内環境改善

骨や歯を強くして、腸内もサポート

体内への吸収率のよいカルシウムが骨を強くし、骨粗しょう症予防に役立ちます。さらに、神経の興奮を抑え、イライラを鎮める働きも。お腹がゴロゴロする人は乳糖をあらかじめ分解し、約8割カットした専用ミルクを。

\ これでもOK /

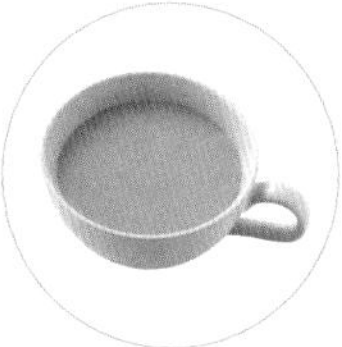

カフェオレ

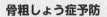

牛乳寒天

牛乳単体で飲むのが苦手な人はスイーツやドリンクを活用。スキムミルクもOK。

優秀な発酵食品

チーズ

牛乳の何倍もの栄養が含まれますが、チーズの種類によって栄養素の量に違いがあります。

骨粗しょう症予防　**疲れ目改善**

ナチュラルチーズ(カマンベール)100gあたりのおもな栄養の含有量とエネルギー量

たんぱく質	19.1g
脂質	24.7g
エネルギー	291kcal

調理のポイント
ビタミンCの食材を補うとイライラ軽減効果がアップ。

丈夫な骨をつくり、骨粗しょう症を予防

カルシウムの働きにより骨や歯を丈夫に。ほかにも、皮膚や目の健康維持に働くビタミンAや、体の細胞を活性化させるビタミンB_2なども豊富です。

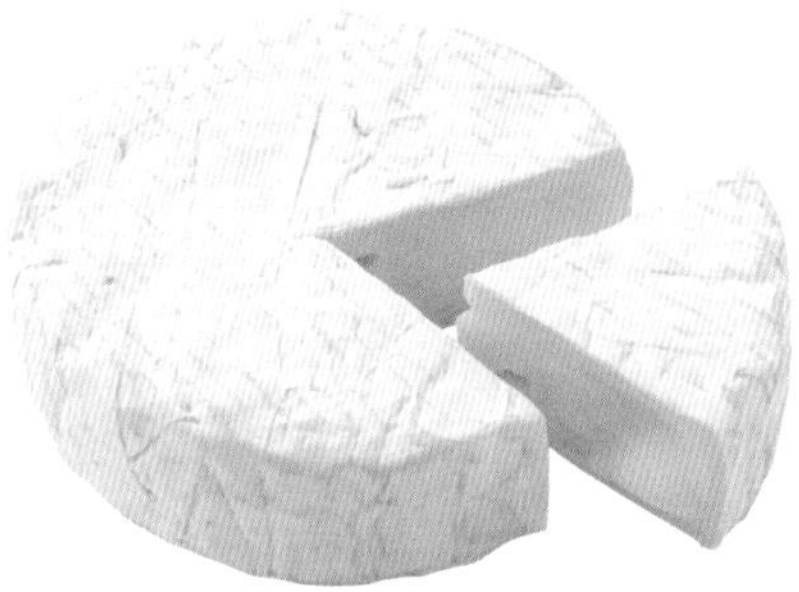

乳酸菌パワーで健康を守る

ヨーグルト

牛乳を乳酸菌で発酵させたものなので牛乳と同様の栄養を含み、たんぱく質やカルシウムが豊富です。

便秘予防　**大腸がん予防**

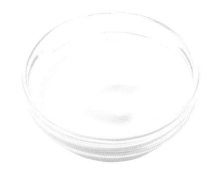

ヨーグルト(無糖)100gあたりのおもな栄養の含有量とエネルギー量

たんぱく質	3.6g
カルシウム	120mg
エネルギー	56kcal

調理のポイント
オリゴ糖甘味料を足すとビフィズス菌量がアップ。

腸内環境を改善し免疫力をアップ

乳酸菌は腸内でビフィズス菌などの善玉菌を増やし、有害な悪玉菌を減らすので、便秘予防や大腸がんの予防、免疫力アップ、老化防止などの健康効果が期待できます。

肉の代わりになるたんぱく源

大豆・豆腐 豆乳・おから

大豆・大豆製品は植物性のたんぱく源で、女性に必須のイソフラボンを多く含みます。

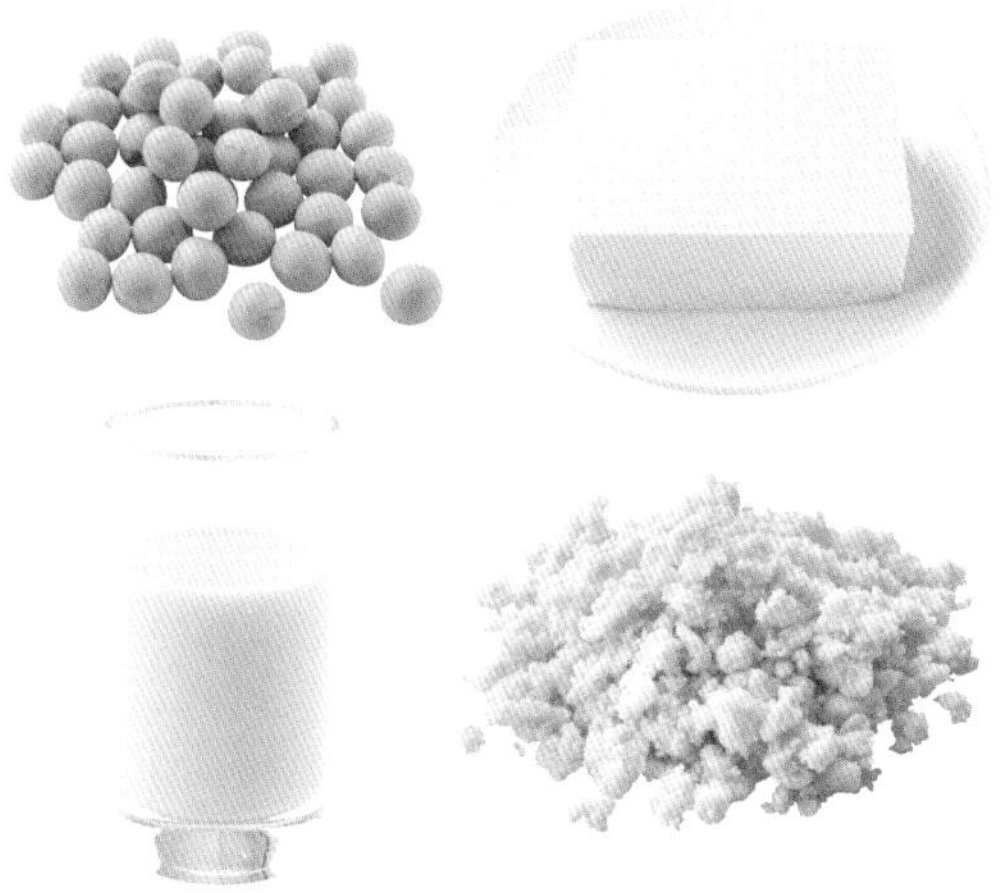

大豆(乾)100gあたりの
おもな栄養の含有量とエネルギー量

たんぱく質	33.8g
脂質	19.7g
エネルギー	372kcal

豆腐(木綿)100gあたりの
おもな栄養の含有量とエネルギー量

たんぱく質	7.0g
脂質	4.9g
エネルギー	73kcal

豆乳(調製)100gあたりの
おもな栄養の含有量とエネルギー量

たんぱく質	3.2g
脂質	3.6g
エネルギー	63kcal

おから(生)100gあたりの
おもな栄養の含有量とエネルギー量

たんぱく質	6.1g
脂質	3.6g
エネルギー	88kcal

調理のポイント
大豆をゆでた場合、ゆで汁にも栄養があるので、スープやみそ汁などで活用を。

骨粗しょう症予防

生活習慣病予防　**がん予防**

生活習慣病の予防や日々の健康食に必須

イソフラボンは骨粗しょう症予防に役立ち、サポニンはがん予防の働きが期待されています。また、大豆たんぱくには血中のコレステロール値を低下させる働きがあります。

＼これでもOK／

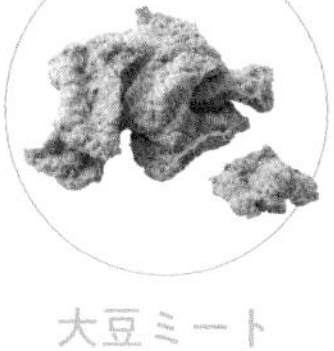
大豆ミート

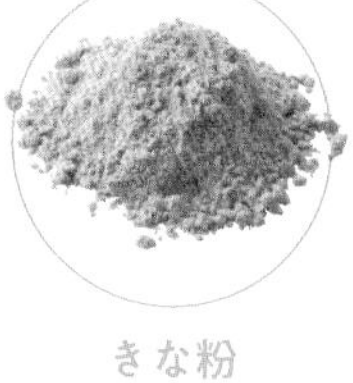
きな粉

どちらも保存がきくから便利。大豆ミートは食べごたえと満足感があるので夕食の一品に。

独自の納豆菌による高い栄養効果

納豆

発酵によって、大豆にはない有効成分をつくり出し、より高い栄養効果が得られます。

血流改善　**代謝アップ**

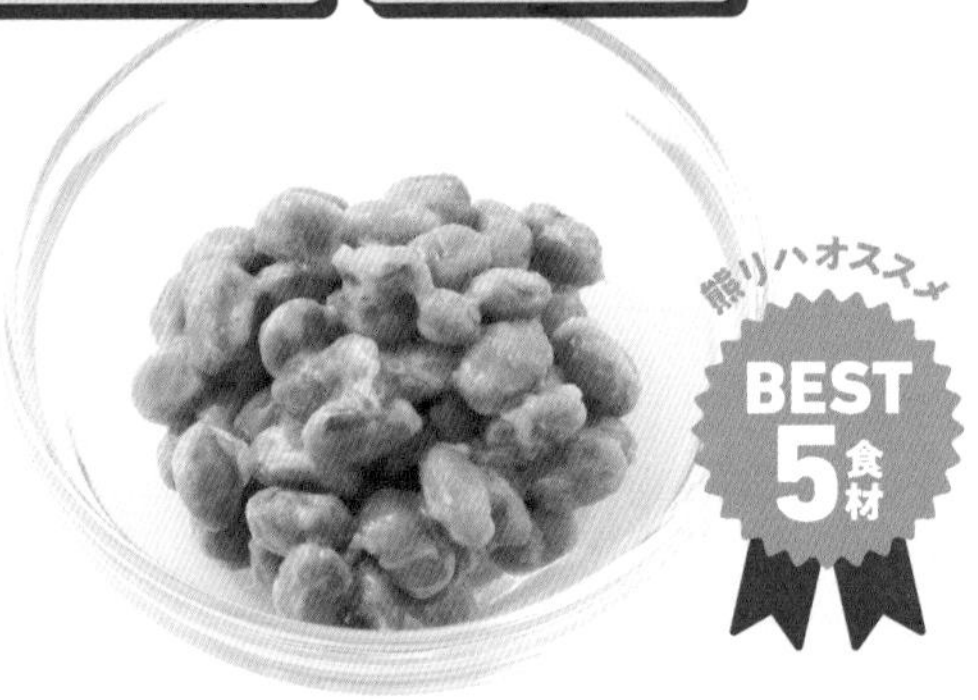

納豆（糸引き）100gあたりの
おもな栄養の含有量とエネルギー量

たんぱく質	16.5g
脂質	10.0g
エネルギー	190kcal

調理のポイント
少し冷ましたご飯で食べると血流改善に効果的。

発酵により生成されるナットウキナーゼに注目

ナットウキナーゼは血液中の血栓をできにくくする効果が高く、血流改善の効果も期待されています。血圧が高めの人は定期的な摂取がおすすめです。

低脂質、高たんぱく

あずき

あずきは脂質が多い大豆とは異なり、低脂質、高たんぱくで食物繊維も豊富です。

高血圧予防　**血液サラサラ効果**

＼これでもOK／

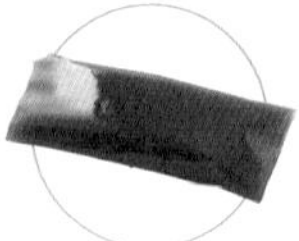

ようかん
あずきあんたっぷりで、少量で満足できる。

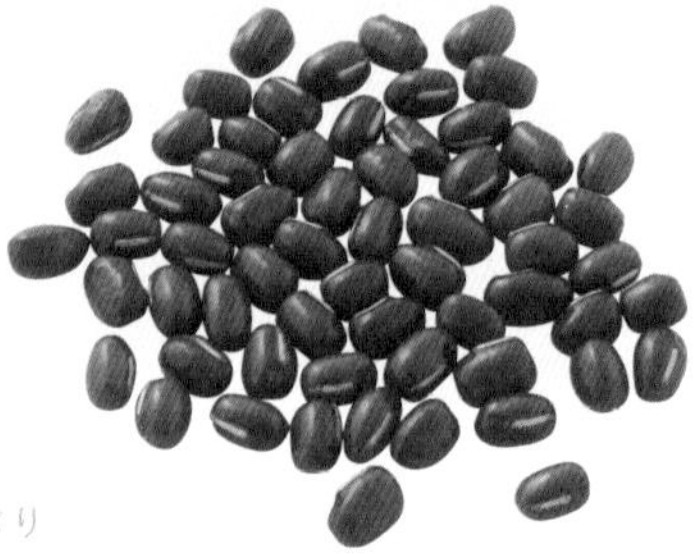

あずき（乾）100gあたりの
おもな栄養の含有量とエネルギー量

たんぱく質	20.8g
カリウム	1300mg
エネルギー	304kcal

調理のポイント
ゆで汁に溶け出た栄養はお茶として飲むと◎。

外皮の栄養が高血圧の予防に

サポニンやカリウムは余分なナトリウムを排出させて、むくみや高血圧の予防に作用します。さらに、サポニンには血液をサラサラにする効果も。

疲れやすさを改善

グリーンピース

枝豆やそら豆の1.5倍のビタミンB_1が含まれ、ビタミン不足による疲れやすさを解消します。

疲労回復　**便秘改善**

グリーンピース(ゆで)100gあたりのおもな栄養の含有量とエネルギー量

たんぱく質	8.3g
ビタミンB_1	0.29mg
エネルギー	99kcal

調理のポイント

ご飯やスープにして溶け出た栄養も丸ごと摂取。

便通をスムーズにして未病対策

水溶性・不溶性の両方の食物繊維を含むことで、便秘改善と糖の吸収スピードをゆるやかにして食後の血糖値の急上昇を防ぐ働きをします。

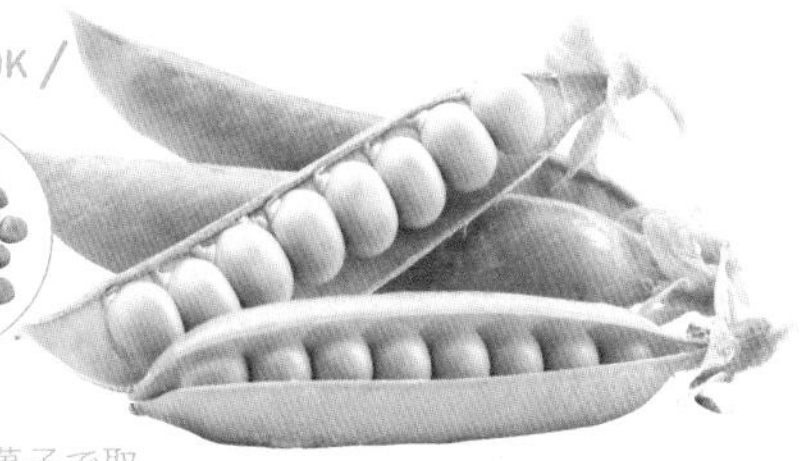

＼これでもOK／

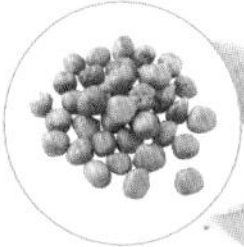

豆菓子

苦手な人はお菓子で取り入れても◎。

そのほかのオススメの豆

ビタミンB群が豊富

枝豆

ビタミンB群は体内で糖質や脂質を分解してエネルギーをつくり出すので、夏バテや疲労回復に役立ちます。

薄皮にも食物繊維が

そら豆

不溶性食物繊維が豊富で、薄皮部分に多く含まれます。腸を刺激することで便通を促し、便秘改善に◎。

女性にうれしい栄養

黒豆

黒豆特有のアントシアニンは抗酸化作用があり、老化防止や冷え性の改善などが期待できます。

むくみをスッキリ

金時豆

余分な塩分を排出しやすくするカリウムの働きで、むくみを改善する効果が期待できます。煮豆でぜひ。

ゴマ(いり)100gあたりの
おもな栄養の含有量とエネルギー量

脂質	54.2g
オレイン酸	19000mg
エネルギー	605kcal

滋養強壮にすぐれた健康食品

ゴマ

セサミンやゴマリグナンといった抗酸化成分が豊富で、昔から高い健康効果があるとされています。成分の約半分を占めるのが脂質で、ほとんどがオレイン酸などの不飽和脂肪酸です。

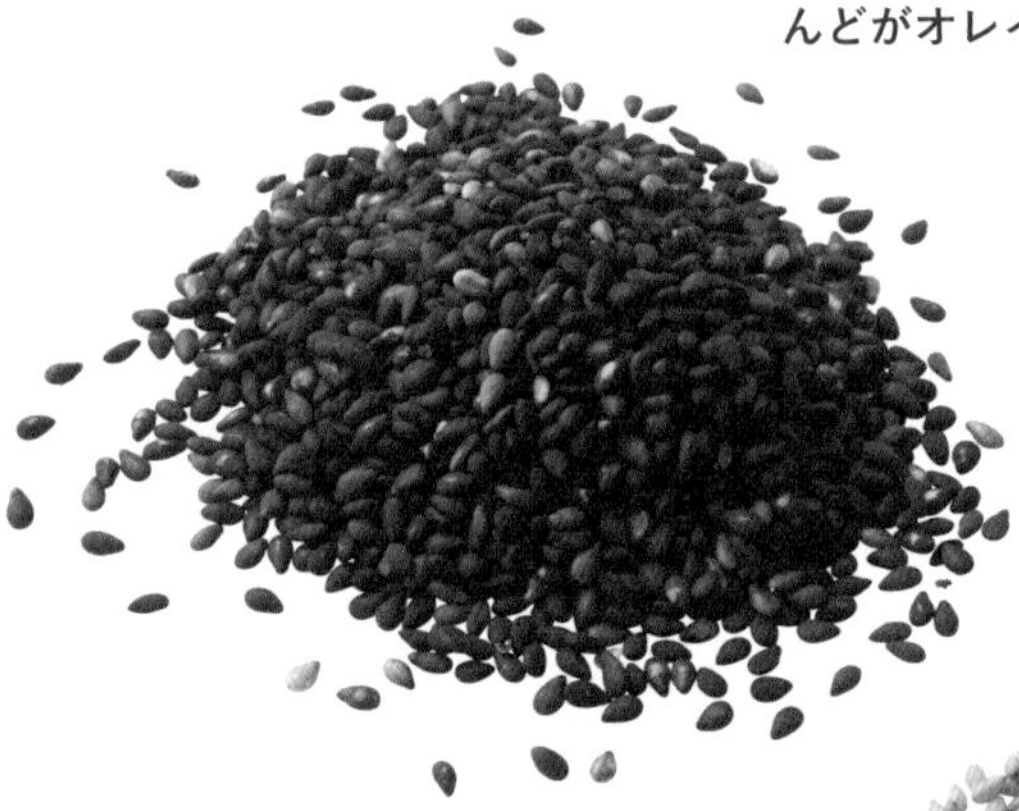

調理のポイント

食べる直前にすってから使うと、香りもよくなり消化吸収も促進される。

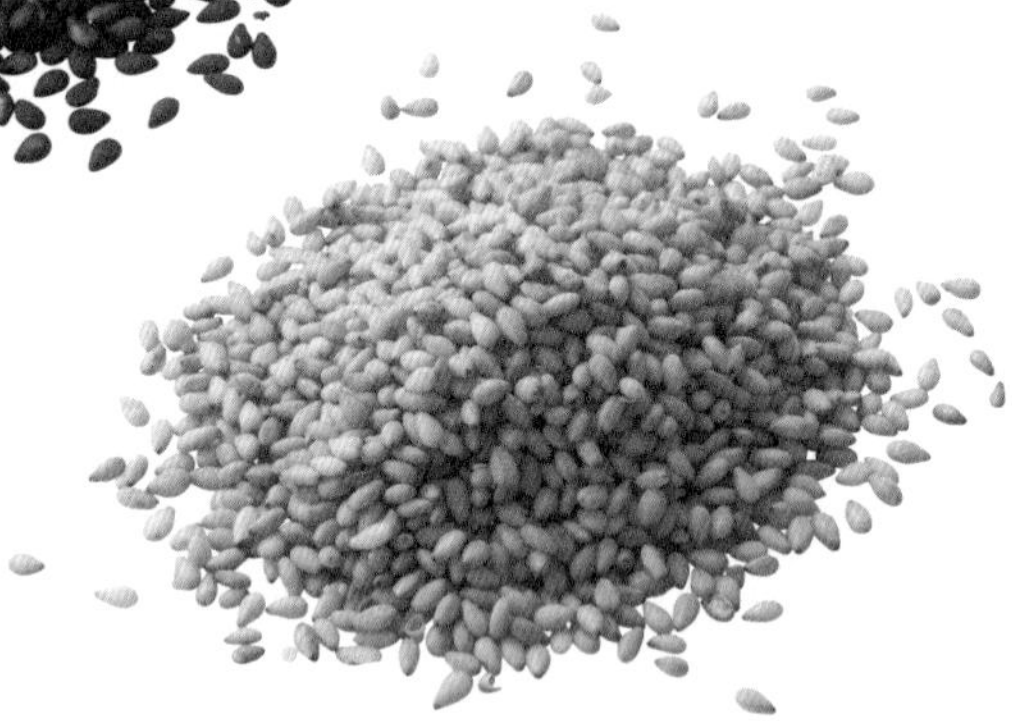

がん予防

動脈硬化予防

コレステロール値抑制

高い抗酸化作用で生活習慣病を予防

セサミンなどの抗酸化成分によって、がんや動脈硬化の予防効果が期待されています。豊富な不飽和脂肪酸は、コレステロール値の上昇を抑える働きをもち、血管の老化を防ぐ効果があるとされています。

＼これでもOK／

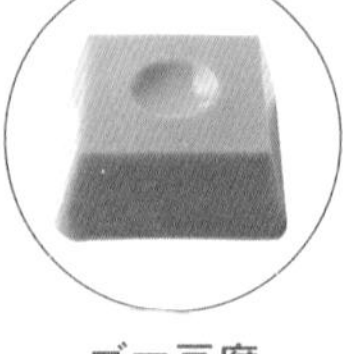

ゴマ豆腐

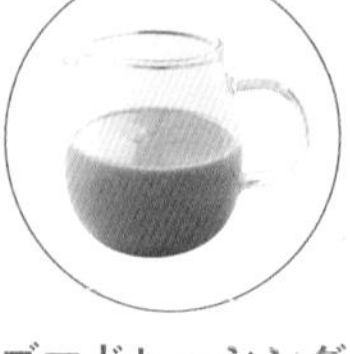

ゴマドレッシング

ゴマと葛粉から作られたゴマ豆腐は一般的な豆腐よりも高カロリー。

ビタミンEの多さはダントツ

アーモンド ピーナッツ・クルミ カシューナッツ

主成分の脂質の多くは不飽和脂肪酸です。老化防止に効果的なビタミンEも豊富です。

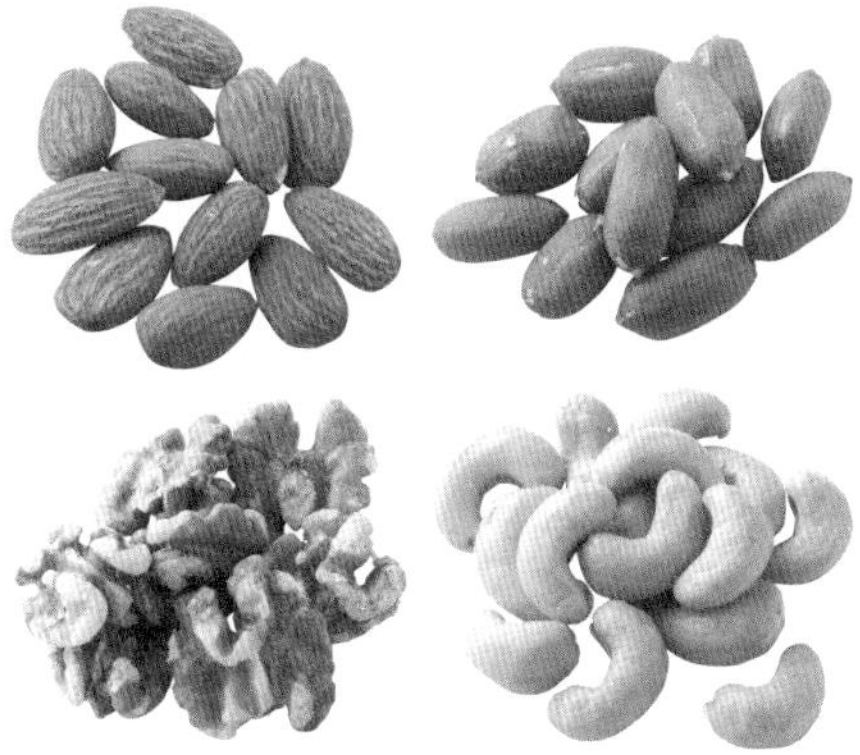

アーモンド（いり無塩）100gあたりのおもな栄養の含有量とエネルギー量

脂質	54.1g
ビタミンE	29.0mg
エネルギー	608kcal

ピーナッツ（大粒種・乾）100gあたりのおもな栄養の含有量とエネルギー量

脂質	47.0g
ビタミンE	11.0mg
エネルギー	572kcal

クルミ（いり）100gあたりのおもな栄養の含有量とエネルギー量

脂質	68.8g
ビタミンE	1.2mg
エネルギー	713kcal

カシューナッツ（味付き）100gあたりのおもな栄養の含有量とエネルギー量

脂質	47.6g
ビタミンE	0.6mg
エネルギー	591kcal

コレステロール値抑制

老化防止　**血流改善**

活性酸素から体を守り、老化を予防

血流をよくし、活性酸素の除去に働くビタミンEやエネルギー代謝を司るビタミンB群を含み、老化防止と美容に役立ちます。さらに、不飽和脂肪酸が悪玉コレステロールを減らし、コレステロール値の改善に働きかけます。

調理のポイント

サラダのトッピングや野菜の和え物など料理に取り入れると適量をキープしやすい。

＼これでもOK／

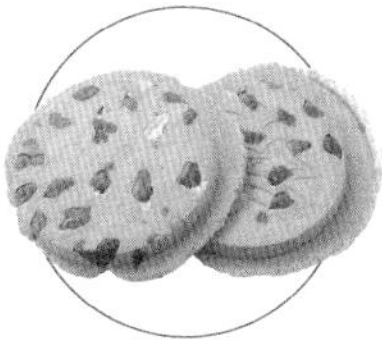

南部せんべい

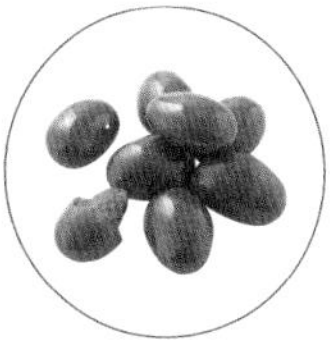

アーモンドチョコレート

手軽にとれるおやつはいろいろとあるものの、食べすぎは脂質過剰になるので注意。

アマニ油(上)・エゴマ油(下)100gあたりのおもな栄養の含有量とエネルギー量

脂質	100g
α-リノレン酸	57000mg
エネルギー	897kcal

脂質	100g
α-リノレン酸	58000mg
エネルギー	897kcal

オメガ3を含む栄養油

アマニ油 エゴマ油

両方に含まれるα-リノレン酸は、必須脂肪酸といわれるオメガ3を含んだ油で、その量はほかの油に比べて多いといわれています。青魚に含まれるEPAやDHAと同様の働きがあります。

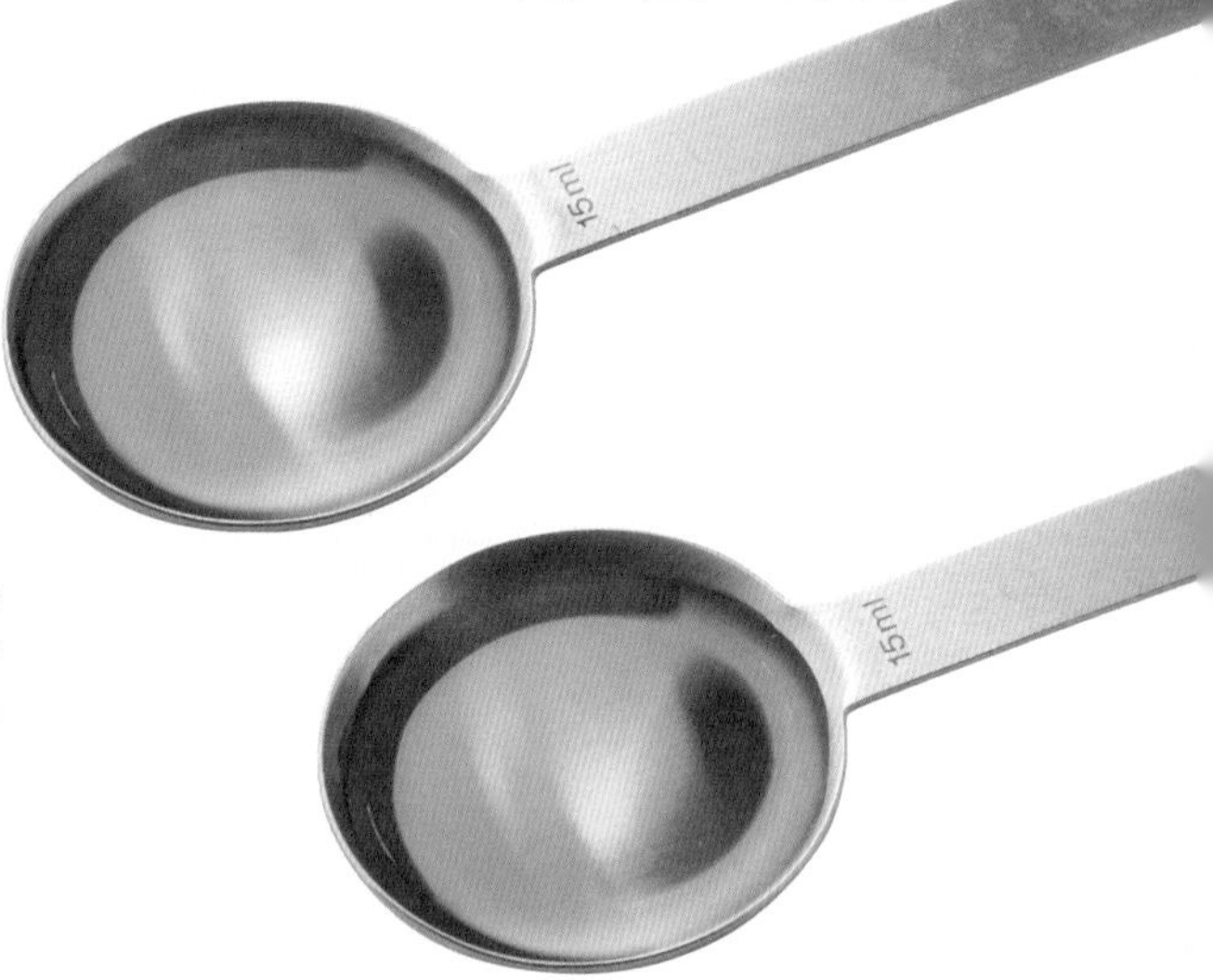

調理のポイント

オメガ3油は非加熱の方が栄養を摂取しやすいのでヨーグルトやスープの仕上げに数滴入れるのがよい。

高血圧予防

美肌効果

α-リノレン酸が生活習慣病を予防

α-リノレン酸には、コレステロール値を低下させる作用や血圧を下げる働きがあります。さらに、血流を改善する働きもあるので、全身に栄養が行きわたりやすくなることから、肌や髪の健康維持にも役立ちます。

＼これでもOK／

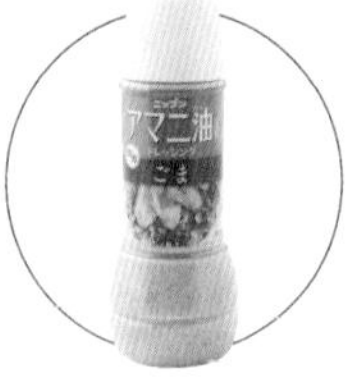

ドレッシング

非加熱で使えるから栄養成分をしっかり摂取。

栄養豊富なゴマが原料

ゴマ油

ゴマと同様の栄養である、セサミンやビタミンEがオメガ6と共に含まれています。

便秘改善　**免疫力アップ**

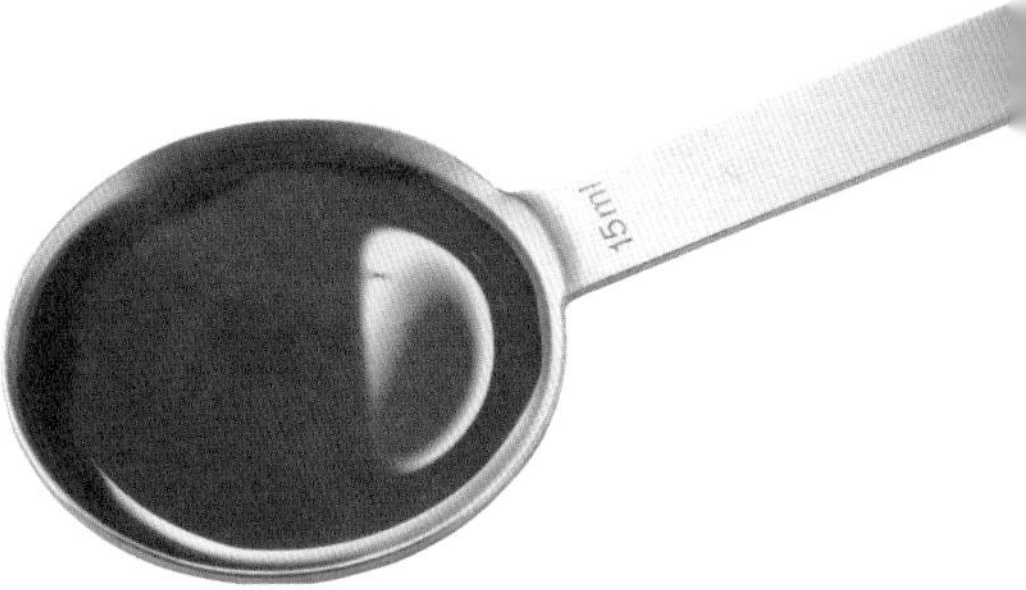

ゴマ油100gあたりの
おもな栄養の含有量とエネルギー量

脂質	100g
ビタミンE	0.4mg
エネルギー	890kcal

調理のポイント
加熱しても栄養を損なわないため、加熱調理にも◎。

オレイン酸で腸の働きを活性化

オレイン酸は悪玉コレステロール値を下げる働きを持ち、腸内環境改善や便秘改善に役立ちます。ゴマに含まれるセサミンは免疫力アップが期待できます。

ビタミンEが豊富

サラダ油

市販のサラダ油は、大豆油やなたね油などの油を複数ブレンドしています。

老化防止　**血流改善**

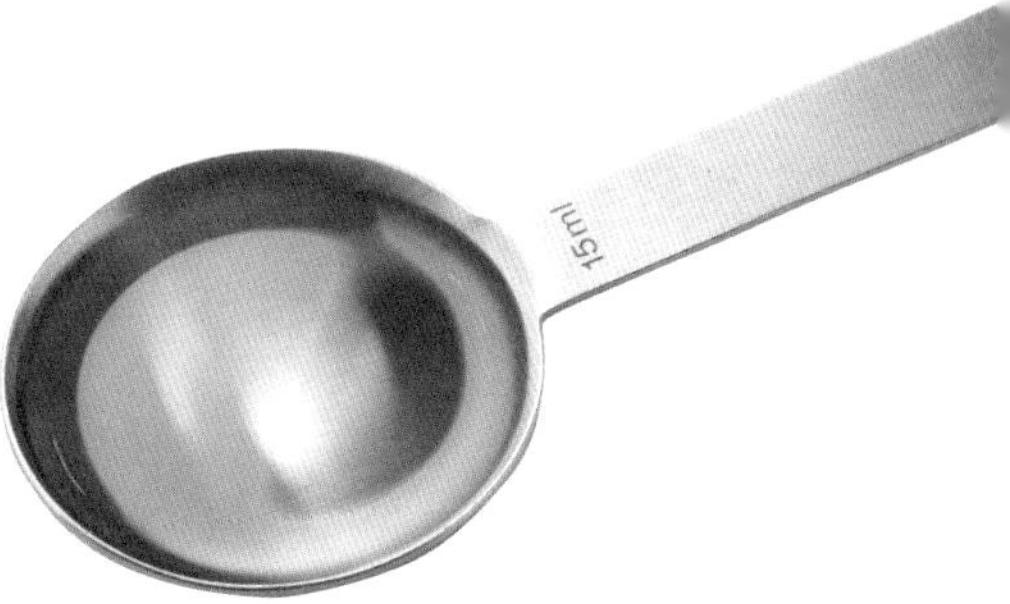

調合油100gあたりの
おもな栄養の含有量とエネルギー量

脂質	100g
ビタミンE	13.0mg
エネルギー	886kcal

調理のポイント
β-カロテンを含む野菜の加熱調理に活用を。

若返りのビタミンEを効率よく摂取

特徴的な成分はビタミンE。ビタミンEは老化の原因といわれる活性酸素の働きを抑える役割があるので、美容に効果的。また、血流改善の効果も。

オリーブの実を搾った油

オリーブ油

オメガ9系の脂肪酸と呼ばれるオレイン酸と、リノール酸を含む、酸化しにくい油の代表です。

高血圧予防　**美肌効果**

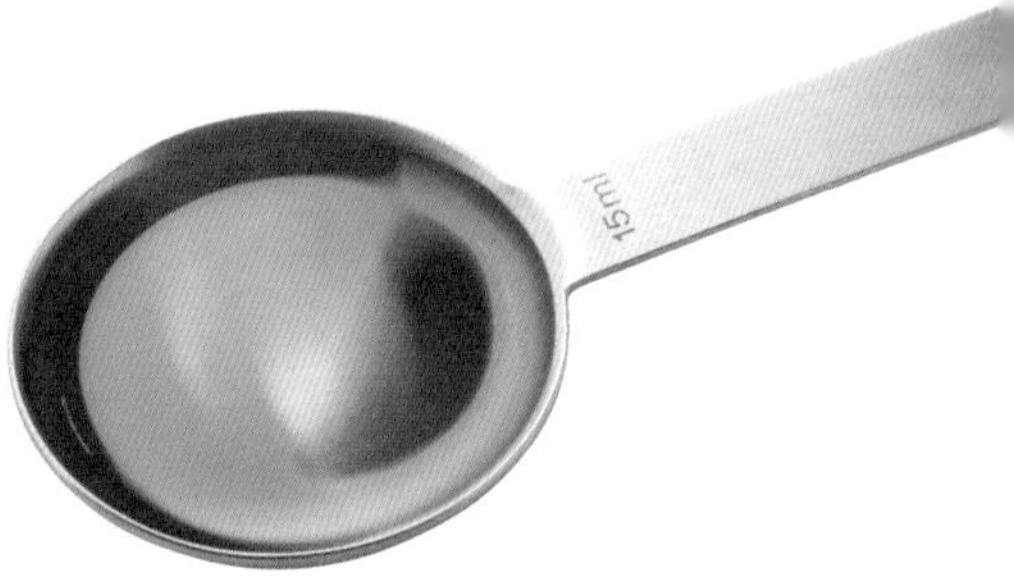

オリーブ油100gあたりの
おもな栄養の含有量とエネルギー量

脂質	100g
オレイン酸	73000mg*
エネルギー	894kcal

＊シス-バクセン酸を含む

調理のポイント
加熱調理だけでなく、仕上げやドレッシングなどに活用を。

肌を柔らかくして乾燥や小じわにも

オレイン酸には、皮膚を柔らかくする働きがあり、乾燥や小じわなどを抑制、美肌効果が期待できます。また、高血圧などの生活習慣病予防にも役立ちます。

玄米由来の油

米油

γ-オリザノールという米油にしかない成分を持ち、強力な抗酸化作用を発揮します。

動脈硬化予防　**老化防止**

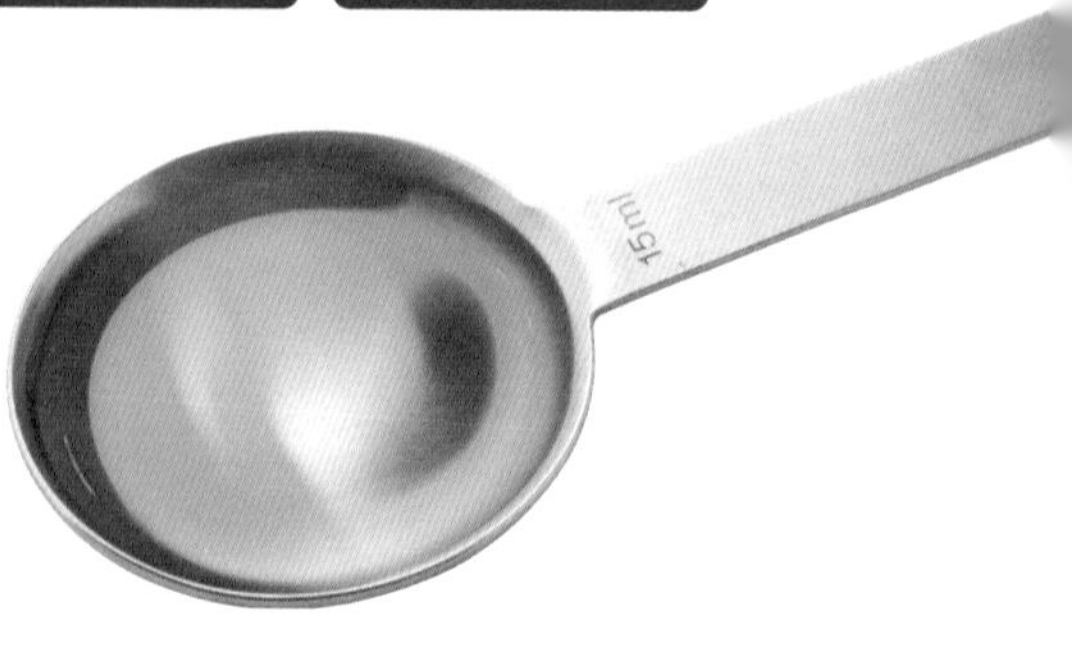

米ぬか油100gあたりの
おもな栄養の含有量とエネルギー量

脂質	100g
オレイン酸	39000mg*
エネルギー	880kcal

＊シス-バクセン酸を含む

調理のポイント
酸化しにくいため、揚げ物調理にも向いている。

細胞の健康維持をサポートする

コレステロール値を抑制するγ-オリザノールが動脈硬化予防に働きます。抗酸化作用がビタミンEの50倍といわれるトコトリエノールによって、老化防止効果を発揮。

手軽にエネルギー補給

MCTオイル

ココナッツなどに含まれる天然成分・中鎖脂肪酸のみで作られているオイルです。

認知症予防　**内臓脂肪を減らす**

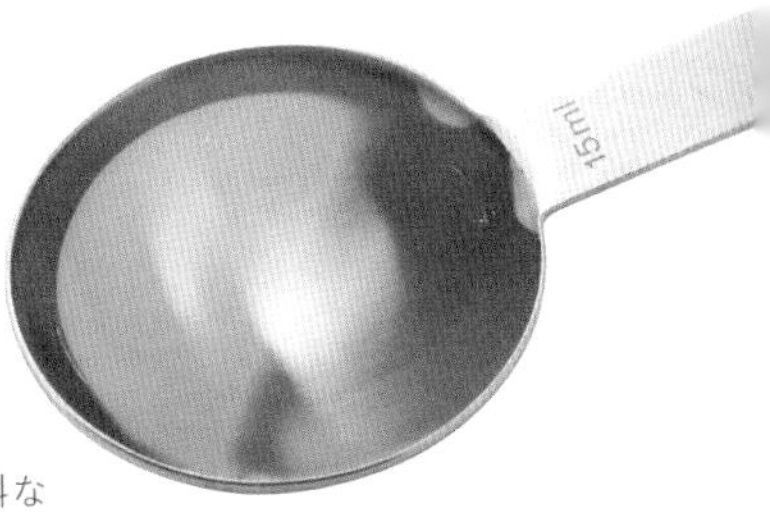

＼これでもOK／

MCTパウダー
飲み物や料理、調味料などに混ぜるだけでOK。

やし油100gあたりの
おもな栄養の含有量とエネルギー量

脂質	100g
リノール酸	1500mg
エネルギー	889kcal

調理のポイント
加熱調理はNG。完成した料理や飲み物にかけて。

体を動かす＆脳のエネルギー源に

MCTオイルそのものが効率よく体と脳のエネルギー源となり、ケトン体の産生も期待できることから、認知症の予防や症状の改善に働くといわれています。

ビタミンAが豊富

バター

バターのビタミンA含有量は牛乳の約13倍。発酵バターには胃腸を守る乳酸菌も含まれます。

美肌効果　**老化防止**

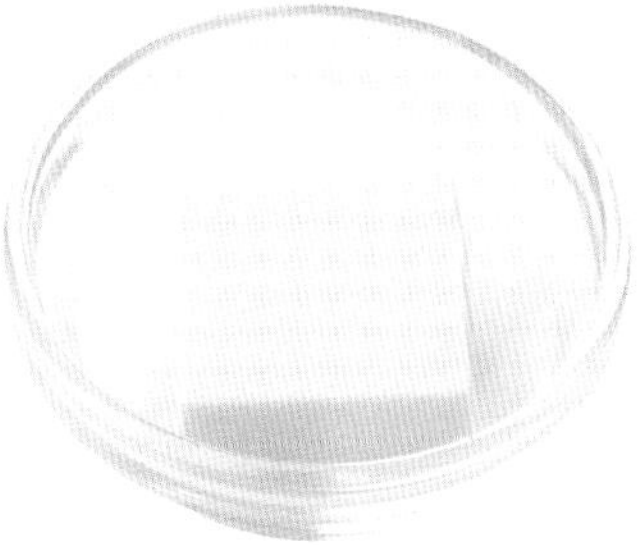

バター（無発酵・有塩）100gあたりの
おもな栄養の含有量とエネルギー量

脂質	81.0g
ビタミンA	520μg
エネルギー	700kcal

調理のポイント
温めて溶かして食べると、栄養の吸収率がアップ。

肌にうれしい働きをする

ビタミンAは皮膚や粘膜を強くする働きがあり、毛穴をきれいにする効果が期待できます。活性酸素の働きを抑えるので老化防止にも役立ちます。

ビタミンCの宝庫

ブロッコリー

ビタミンCが非常に豊富で、1日のビタミンC必要量（100mg）を効率的に摂取できます。

ブロッコリー100gあたりの
おもな栄養の含有量とエネルギー量

たんぱく質	5.4g
ビタミンC	140mg
エネルギー	37kcal

調理のポイント
ビタミンCは水溶性のためゆでずに電子レンジ調理がおすすめ。

熊リハオススメ BEST 5食材

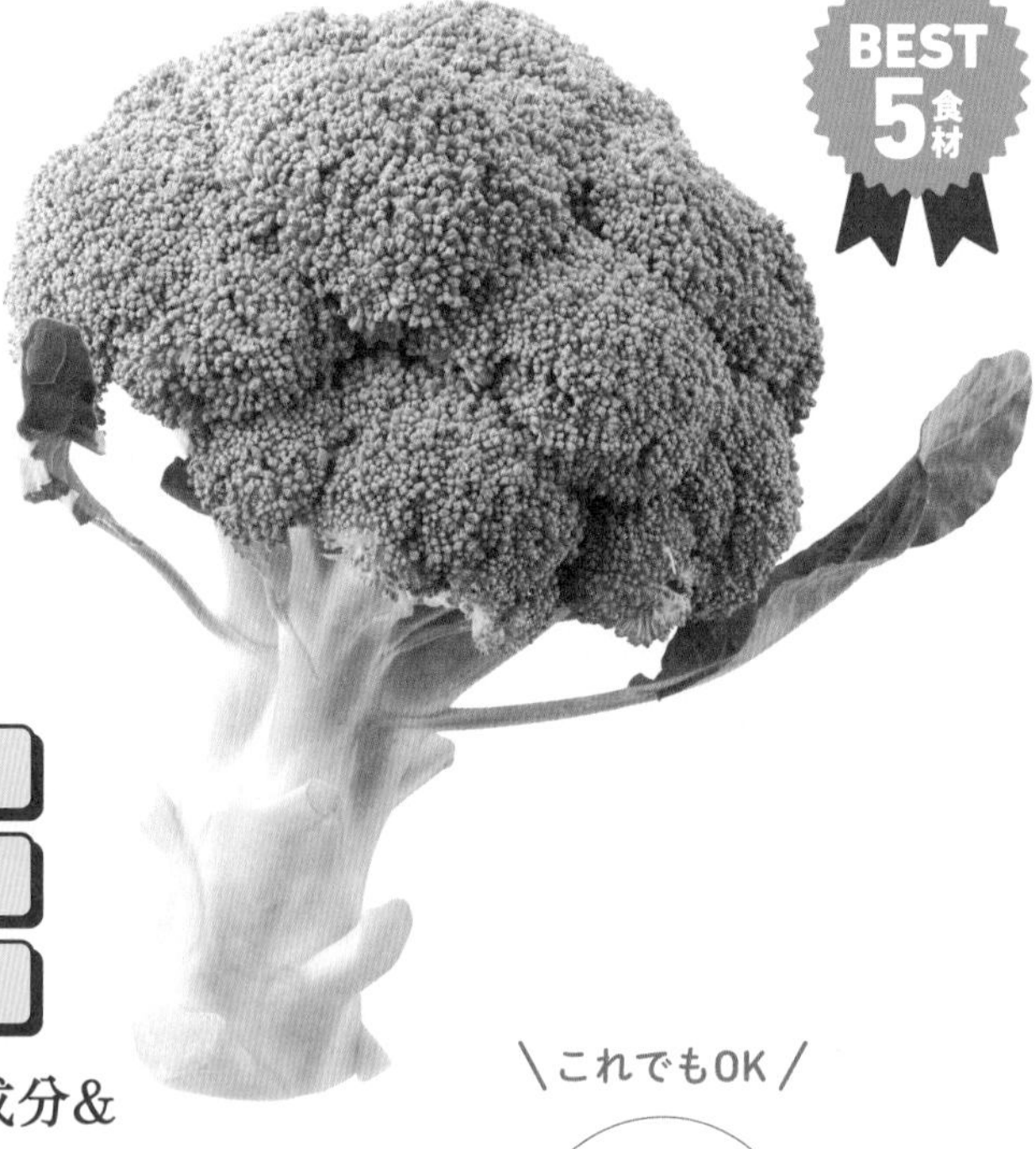

がん予防

老化防止

免疫力アップ

多彩な抗酸化成分＆高たんぱくの優秀野菜

β-カロテンやビタミンC、ルテインなどの抗酸化成分がバランスよく含まれています。これらは、活性酸素を抑え、老化防止に働きます。また、たんぱく質量も大変多く、アミノ酸スコアも高いため体づくりにも役立ちます。

＼これでもOK／

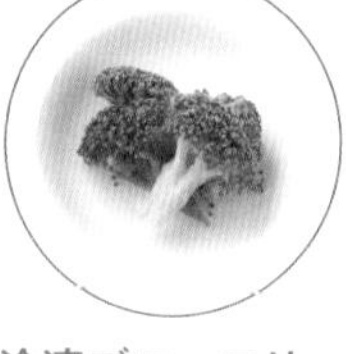

冷凍ブロッコリー

栄養素が逃げやすい常温解凍より、電子レンジで解凍と調理を。

ミネラル豊富な野菜

水菜

骨を強化するカルシウムやカリウムの含有量はトップクラス。β-カロテンも豊富です。

骨粗しょう症予防　**高血圧予防**

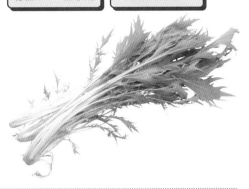

水菜100gあたりの
おもな栄養の含有量とエネルギー量

カルシウム	210mg
カリウム	480mg
エネルギー	23kcal

調理のポイント

栄養の流出を防ぐために水にさらす時間は短時間に。

骨を丈夫にして体を強化

血圧の上昇を抑えるカリウムは骨の生成をサポートする働きもあります。カルシウムは牛乳の2倍の含有量があり、骨粗しょう症の予防に役立ちます。

カルシウムたっぷり

小松菜

骨や歯を健康にするカルシウムの量が牛乳よりも多く、ホウレンソウの3.5倍です。

骨粗しょう症予防　**貧血予防**

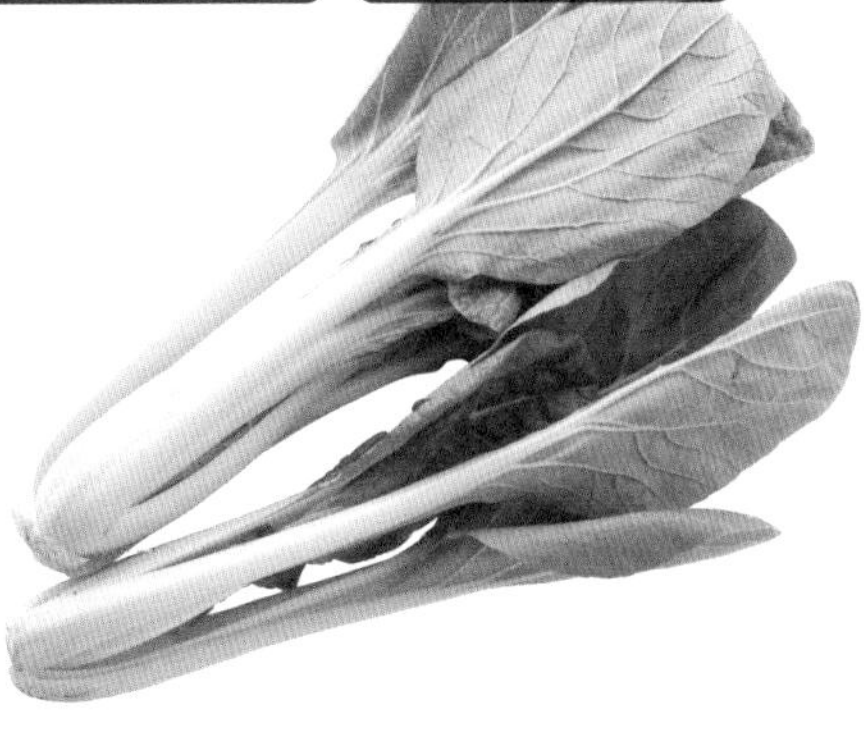

小松菜100gあたりの
おもな栄養の含有量とエネルギー量

カルシウム	170mg
β-カロテン	3100μg
エネルギー	13kcal

調理のポイント

ジュースや炒め物にするとビタミンを効率よく摂取。

骨粗しょう症や貧血を防ぐ

カルシウムは骨粗しょう症の予防が、鉄は貧血の予防が期待できます。β-カロテンやビタミンCはコラーゲンの生成を助けるので美肌効果もあります。

栄養成分が好バランス

トマト

三大抗酸化成分(ビタミンC・E、β-カロテン)を含み、グルタミン酸などのうま味成分も豊富。

動脈硬化予防　**がん予防**

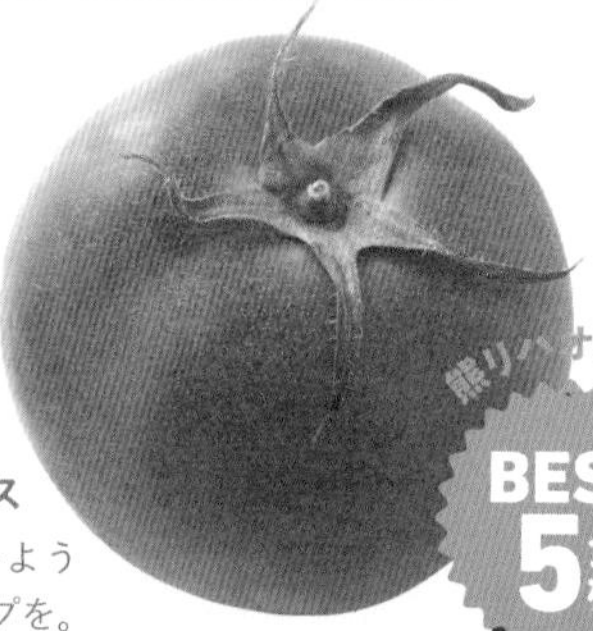

＼これでもOK／

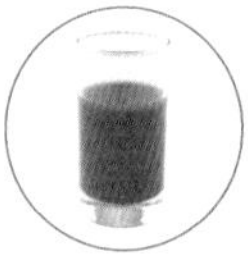

トマトジュース

塩分過多にならないように食塩無添加のタイプを。

トマト100gあたりの
おもな栄養の含有量とエネルギー量

ビタミンC	15mg
ビタミンE	0.9mg
エネルギー	20kcal

調理のポイント

油を使った調理法にするとリコピンの吸収率がアップ。

リコピンやビタミンがトマトの最大の魅力

赤い色素成分のリコピンとビタミン類が血液を健康に保ち、動脈硬化やがん予防に役立ちます。リコピンは熟すにつれて増加するため、完熟を選んで。

β-カロテンがたっぷり

ニンジン

濃いオレンジ色は、β-カロテンが豊富に含まれている証。特に皮の部分に豊富です。

老化防止　**免疫力アップ**

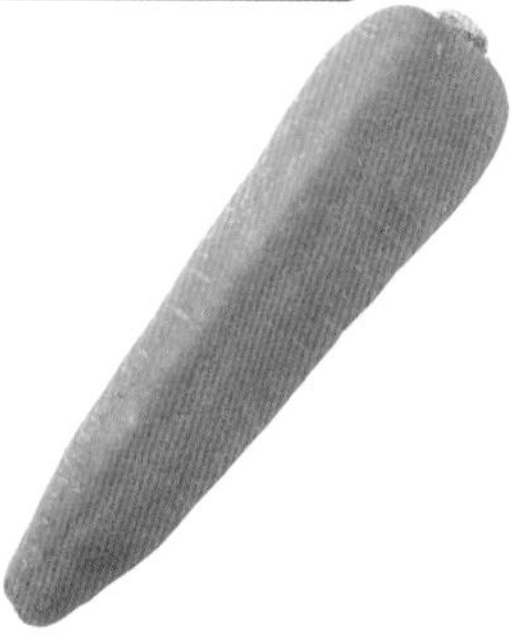

＼これでもOK／

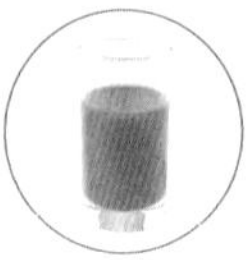

ニンジンジュース

生よりもジュースのほうがβ-カロテン量がアップ。

ニンジン100gあたりの
おもな栄養の含有量とエネルギー量

ビタミンA	720μg
カリウム	300mg
エネルギー	35kcal

調理のポイント

よく洗って抗酸化成分を含む皮ごと調理を。

老化防止と免疫力アップに

β-カロテンは体内でビタミンAに変換され、皮膚や粘膜、目の健康に大きく役立ちます。老化を防止するのはもちろん、免疫力アップに効果的です。

そのほかおすすめの緑黄色野菜

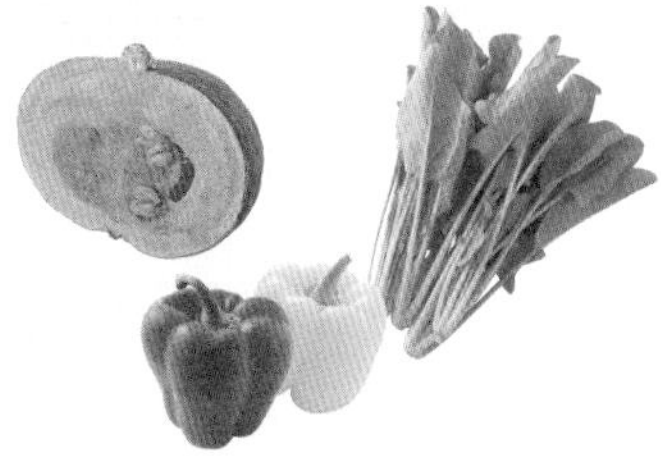

動脈硬化を予防
ピーマン

ピーマン独特の成分ピラジンは、血栓を防ぎ、動脈硬化の予防に作用するといわれています。さらに、ビタミンCも豊富。

肌や髪を健康に
パプリカ

抗酸化作用のあるβ-カロテンの量はピーマンの3倍。肌や髪に働くほか、肺や喉などの呼吸器系を守る働きも。

抗酸化力バツグン
カボチャ

ビタミンEとβ-カロテンの含有量はとても高く、免疫力向上や、血行を促進することで、老化防止に大きく役立ちます。

目の健康に
ホウレンソウ

鉄の含有量は野菜の中でダントツで、貧血予防が期待できます。ルテインが目の老化予防に役立ちます。

若々しい肌づくりに
モロヘイヤ

細胞を傷つける原因である活性酸素を防ぐ働きのあるβ-カロテンが豊富。油を一緒にとると吸収率がアップします。

むくみを予防
野沢菜

漬物にして食べられることが多いですが、豊富なカリウムにより余分な塩分を排出。むくみ予防に◎。

胃腸をサポート
オクラ

食物繊維ペクチンは整腸作用や胃の粘膜の保護作用があり、胃炎や胃潰瘍の予防に効果があるといわれています。

スタミナ野菜
ニラ

香り成分アリシンはビタミンB_1の吸収を助け、糖質の分解を促進するため疲労回復やスタミナアップが期待できます。

タマネギ100gあたりの
おもな栄養の含有量とエネルギー量

葉酸	15μg
カリウム	150mg
ビタミンC	7mg
エネルギー	33kcal

外皮も余すことなく活用

タマネギ

外皮には血液サラサラに効果的なポリフェノールの一種ケルセチンが含まれ、その量は野菜の中でも上位です。ネギに含まれる香り成分のアリシンにもさまざまな栄養効果があります。

調理のポイント
豚肉やベーコンと合わせるとビタミンB_1の吸収が高まり、疲労回復効果がアップ。

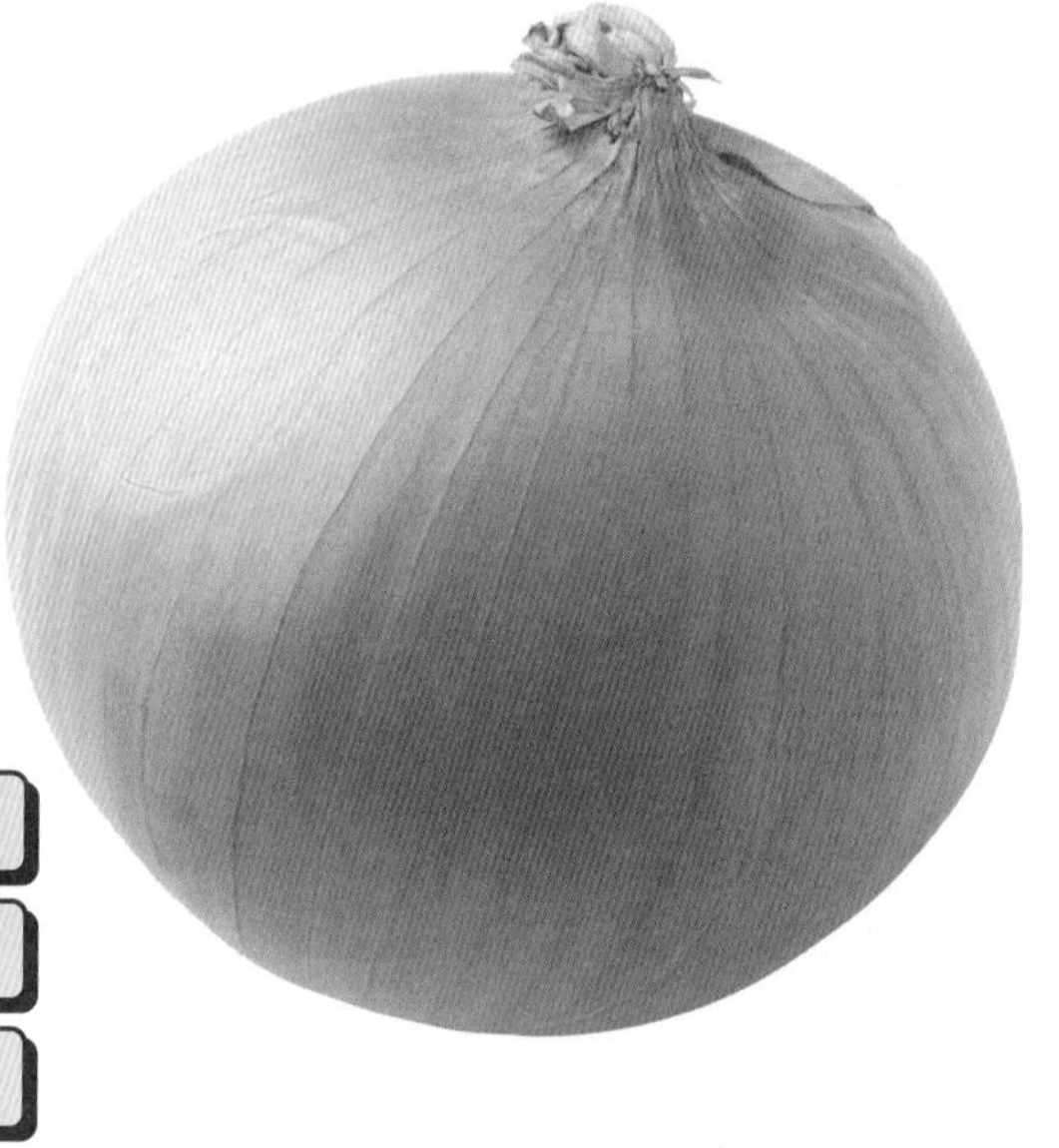

免疫力アップ

高血圧予防

疲労回復

アリシンの多彩な効能に期待

アリシンはビタミンB_1と結合することでその吸収率がアップ。さらに、免疫力を高め、ウイルスから体を守ります。ほかにも高血圧の予防やコレステロール値の低下など多くの効果があります。疲労回復にも◎。

＼これでもOK／

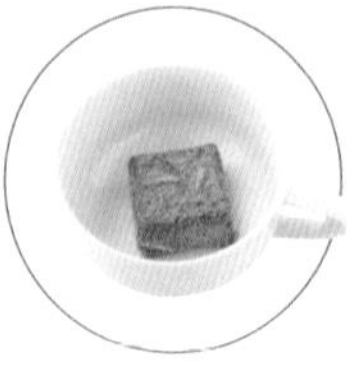

タマネギスープ
皮の栄養も凝縮されたスープを選ぶと◎。

薬の名前になるほどの効能あり

キャベツ

キャベツから発見されたキャベジン(ビタミンU)は胃腸を丈夫にする働きがあります。

胃潰瘍予防　**がん予防**

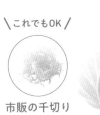

キャベツ100gあたりの
おもな栄養の含有量とエネルギー量

葉酸	78μg
カリウム	200mg
エネルギー	21kcal

調理のポイント

春キャベツは柔らかいので生のまま、冬キャベツはスープや煮物に向いている。

ビタミンUが胃の粘膜を保護

ビタミンUは胃の粘膜を丈夫にし、胃壁を修復して、胃炎や胃潰瘍を予防します。がん予防に働くイソチオシアネートなどの機能性成分も豊富です。

＼これでもOK／

市販の千切り

手軽に多くの量が食べられるのが魅力。

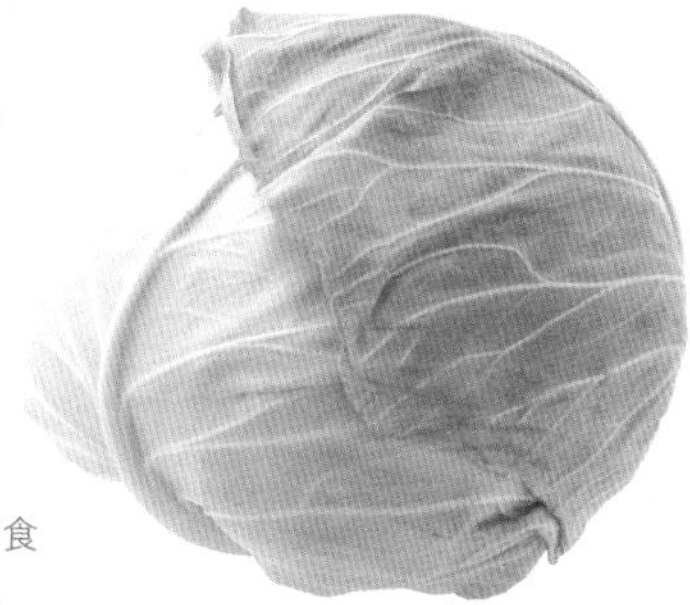

消化酵素で健康的な胃に

ダイコン

消化酵素をたっぷり含んでいるので、消化を助けてくれます。また、辛味成分にも栄養があります。

免疫力アップ　**がん予防**

ダイコン100gあたりの
おもな栄養の含有量とエネルギー量

カリウム	230mg
ビタミンC	12mg
エネルギー	15kcal

調理のポイント

サラダや大根おろしなど生のまま食べるのがおすすめ。

酵素パワーでがんを予防

葉に近い部分は発がん性物質を抑制する酵素オキシダーゼが含まれています。葉にはβ-カロテンが多く、免疫力を高めるのに有効です。捨てずにぜひ活用を。

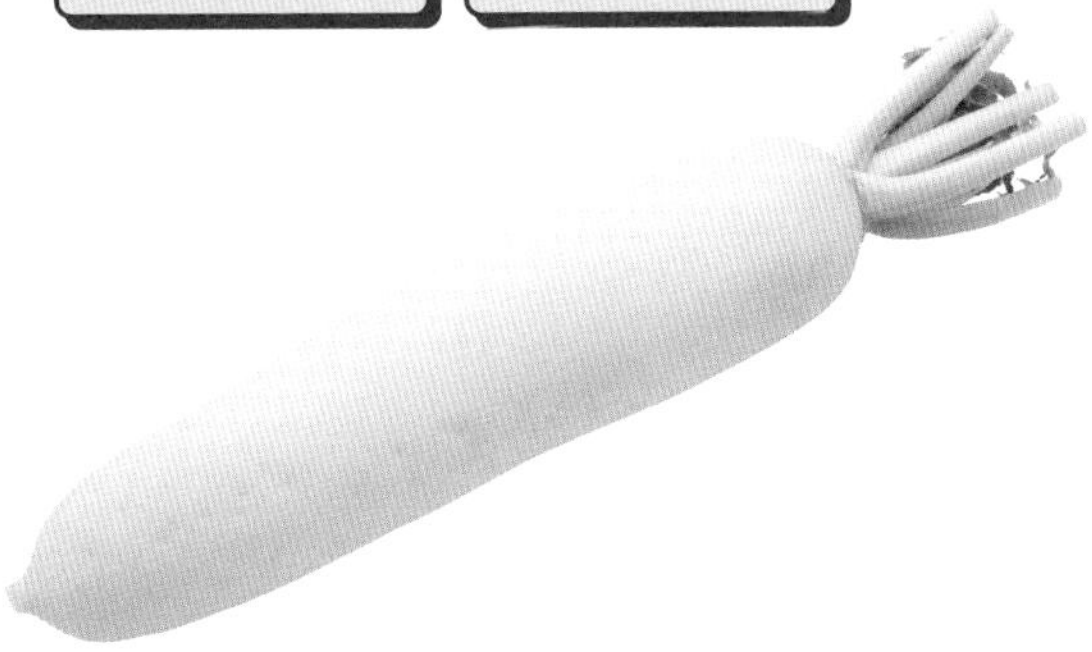

ダブルの食物繊維がたっぷり

ゴボウ

不溶性・水溶性食物繊維の両方がバランスよく含まれる点が、ほかの野菜に比べて優れているポイントです。

便秘予防　**肥満予防**

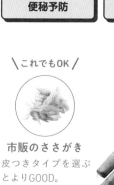

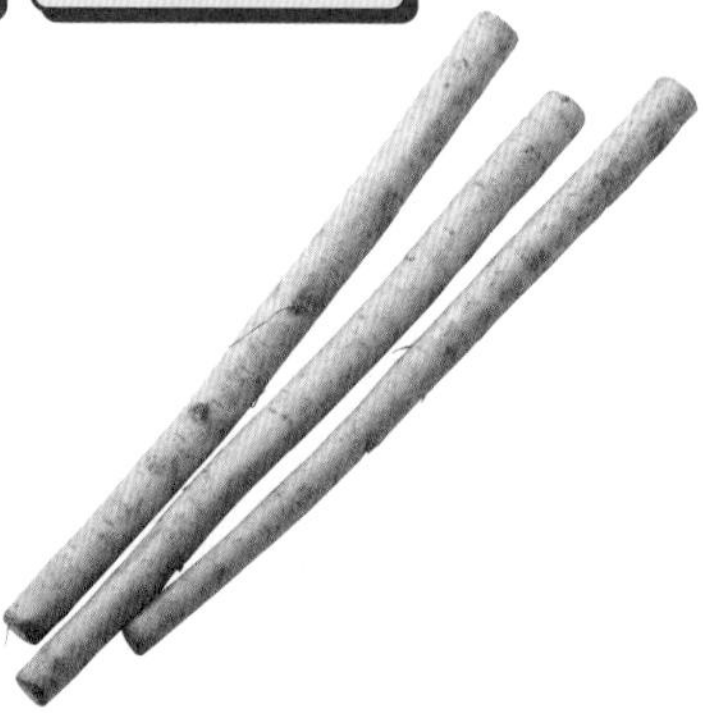

＼これでも OK／

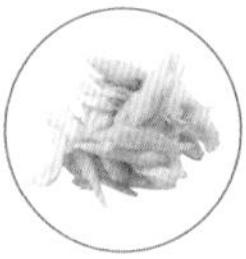

市販のささがき

皮つきタイプを選ぶとよりGOOD。

ゴボウ100gあたりの
おもな栄養の含有量とエネルギー量

食物繊維	5.7g
カリウム	320mg
エネルギー	58kcal

調理のポイント

有効成分を逃さないように
アク抜きは短時間に。

優秀な食物繊維のイヌリンとリグニン

水溶性のイヌリンは血糖値の上昇を抑える働きを持ち、不溶性のリグニンは腸を活発にして便秘や肥満を予防。大腸がんの原因物質を体外に排出します。

紫の色素ナスニンがポイント

ナス

皮には抗酸化作用の高いポリフェノール、実には食物繊維や葉酸、カリウムなど多彩な栄養があります。

老化防止　**免疫力アップ**

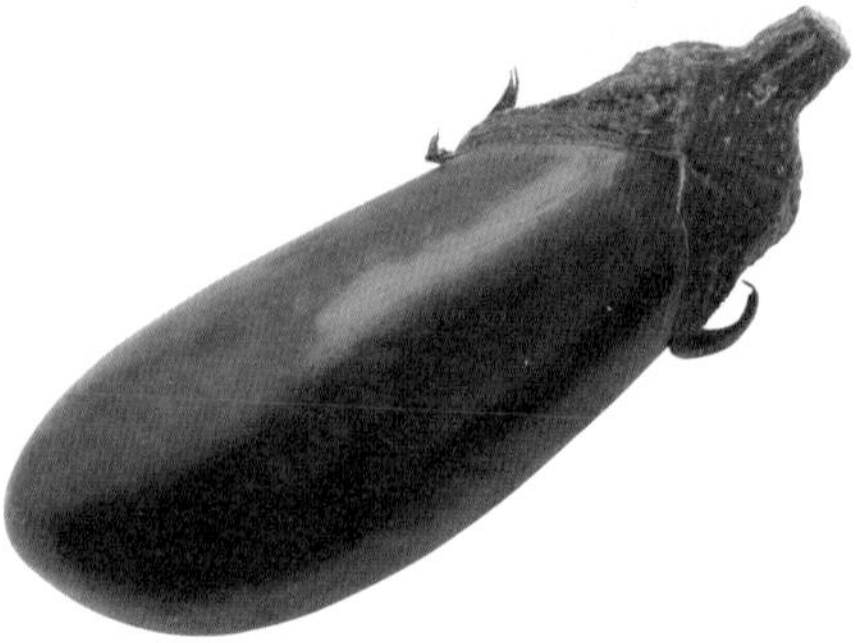

ナス100gあたりの
おもな栄養の含有量とエネルギー量

食物繊維	2.2g
カリウム	220mg
エネルギー	18kcal

調理のポイント

皮ごと調理して、有効成分の
ナスニンを効率よく摂取。

活性酸素を除去して健康な体づくり

ポリフェノールのナスニンは、免疫力低下の原因でもある活性酸素を取り除く働きがあり、老化防止や免疫力アップに働きます。また、美容にも◎。

そのほかおすすめの淡色野菜

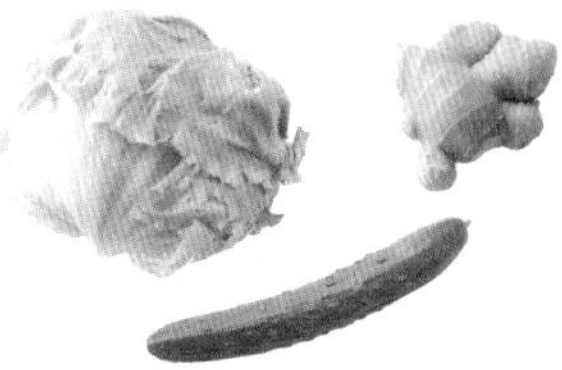

体のむくみをすっきり
キュウリ

成分の9割以上が水分ですが、注目はカリウム。利尿作用があり、むくみ改善や高血圧予防に役立ちます。

美容と健康を維持
レタス

老化防止によいビタミンEやビタミンC、むくみ解消に役立つカリウムなどをバランスよく含んでいます。

イライラを鎮める
セロリ

独特の香り成分アピインやセネリンは、精神を落ち着かせる鎮静作用があり、イライラや頭痛の緩和に◎。

不溶性食物繊維が豊富
トウモロコシ

腸内の不要なものを排出することで便秘を改善。夏が旬なので栄養が変わらない缶詰や冷凍も活用を。

体を温め、代謝を促進
ショウガ

辛味成分のショウガオールやジンゲロールは、血流を促進して体を温め、冷えを改善する作用や殺菌効果があります。

酵素の働きを活性化
白菜

白菜特有の成分ジチオールチオニンは発がん性物質を解毒する酵素の働きを活性化。がん予防が期待できます。

美肌に効果的
カリフラワー

豊富に含まれたビタミンCがコラーゲンの生成を助け、メラニン色素の生成を阻害することで美肌に。

生薬野菜として重宝
ネギ

白い部分には体を温めて発汗を促す作用があり、風邪の症状緩和に◎。アリシンは疲労回復や不眠改善などに有効です。

食物繊維やビタミンCが豊富

モヤシ・カイワレダイコン・ブロッコリースプラウト

スプラウトはブロッコリースプラウトやカイワレダイコンなど発芽野菜の総称で、もやしもその仲間。発芽時に合成されるビタミンや食物繊維などが豊富で栄養価に優れています。

緑豆モヤシ100gあたりの
おもな栄養の含有量とエネルギー量

食物繊維	1.3g
ビタミンC	8mg
エネルギー	15kcal

カイワレダイコン100gあたりの
おもな栄養の含有量とエネルギー量

食物繊維	1.9g
ビタミンC	47mg
エネルギー	21kcal

ブロッコリースプラウト100gあたりの
おもな栄養の含有量とエネルギー量

食物繊維	1.8g
ビタミンC	64mg
エネルギー	18kcal

調理のポイント

ゆですぎはビタミンCの損失につながるので注意を。

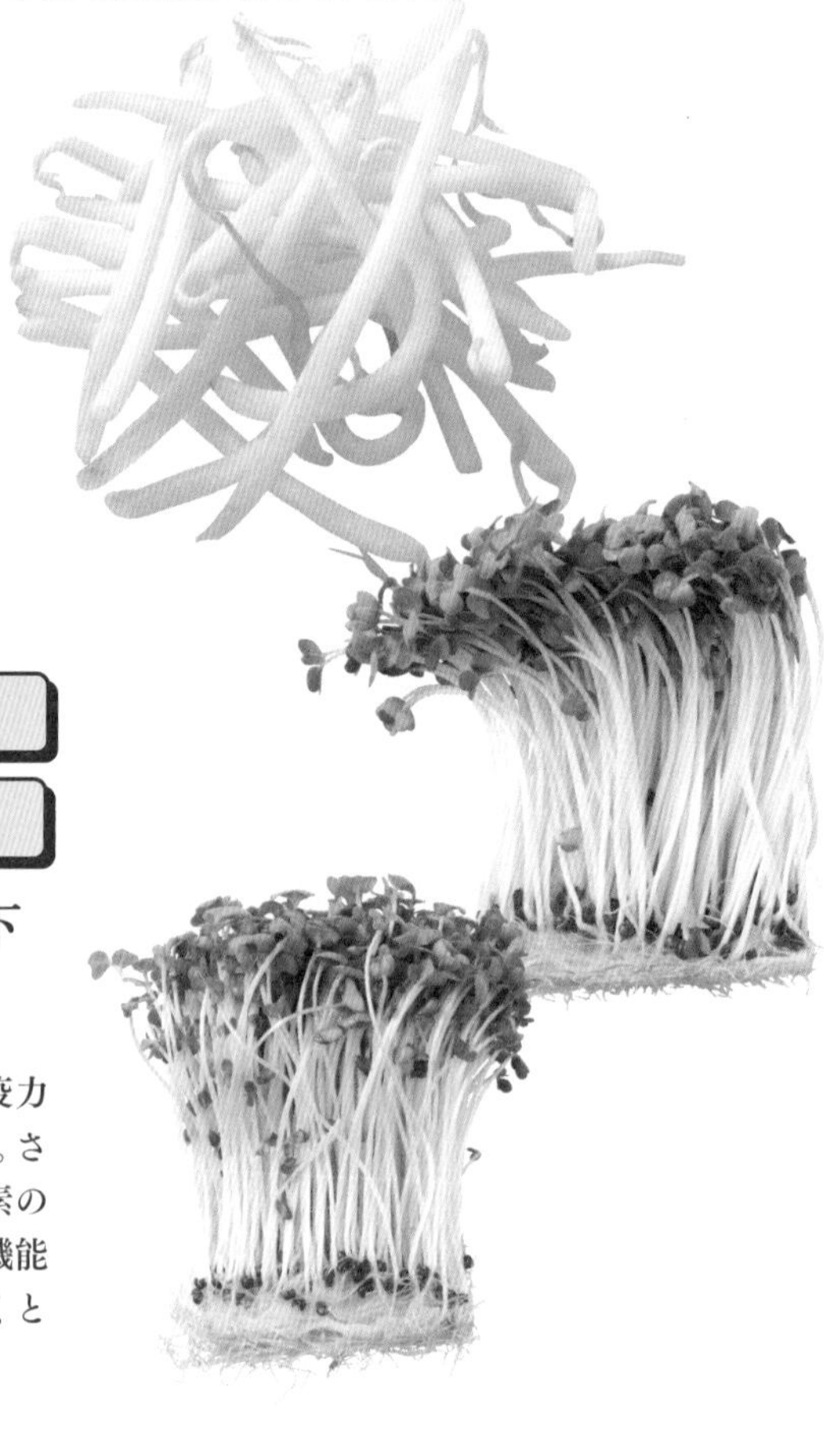

免疫力アップ

風邪予防　**食欲改善**

疲れやすく、体力が低下しているときにこそ

ビタミンCがたっぷりなので、免疫力アップや風邪の予防に役立ちます。さらに、発芽によって増えた消化酵素のアミラーゼが消化を促進し、消化機能の改善や食欲不振の改善にも働くといわれています。

うま味たっぷりで独特の食感

シイタケ・シメジ マイタケ・エノキ

便秘を解消し、腸をすっきりきれいにしてくれる不溶性の食物繊維が豊富です。干しシイタケのように、天日干しで紫外線に当たることでビタミンDの含有量が増えます。

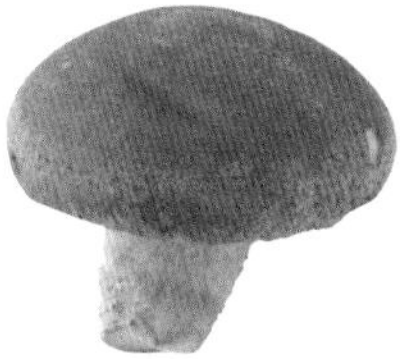
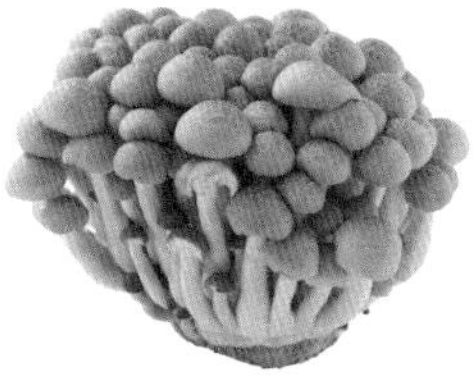
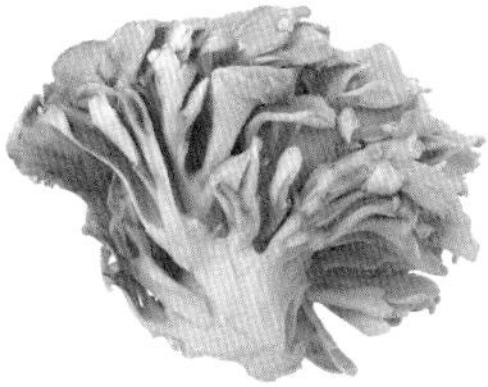
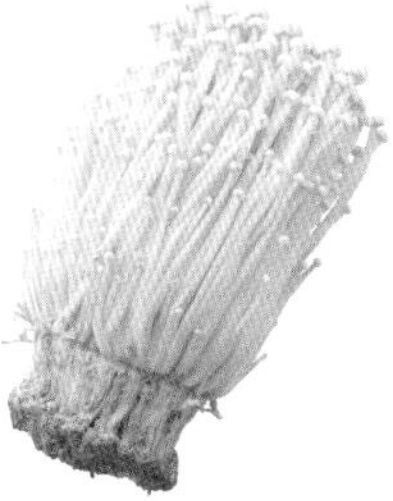

シイタケ100gあたりの
おもな栄養の含有量とエネルギー量

食物繊維	4.9g
ビタミンD	0.3μg
エネルギー	25kcal

ブナシメジ100gあたりの
おもな栄養の含有量とエネルギー量

食物繊維	3.5g
ビタミンD	0.17g
エネルギー	26kcal

マイタケ100gあたりの
おもな栄養の含有量とエネルギー量

食物繊維	3.0g
ビタミンD	0.5μg
エネルギー	22kcal

エノキタケ100gあたりの
おもな栄養の含有量とエネルギー量

食物繊維	3.9g
ビタミンD	0.9μg
エネルギー	34kcal

調理のポイント
水洗いすると栄養が減少。汚れはふきとる程度に。

大腸がん予防 **がん予防**

免疫機能を高めて健康を維持

共通して含まれているβ-グルカンは免疫細胞を活性化し、がんの予防に役立つといわれています。不溶性食物繊維は便秘の改善や大腸がんの予防効果が期待できます。さらに、カルシウムの吸収を助けるビタミンDも豊富です。

＼これでもOK／

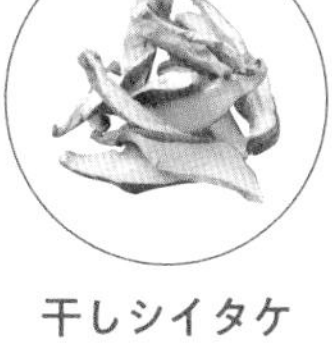
干しシイタケ

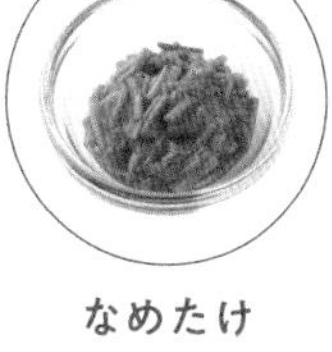
なめたけ

スライス干しシイタケならそのまま使えて、だしにも具にもなるので一石二鳥。

海のミネラルで健康増強

ワカメ

食物繊維が全体の重量の1/3を占める上、カルシウムなどのミネラルも豊富に含んでいます。

高血圧予防　**動脈硬化予防**

カットワカメ(乾)100gあたりの
おもな栄養の含有量とエネルギー量

食物繊維	39.2g
ヨウ素	10000μg
エネルギー	186kcal

調理のポイント
ミネラルは油と一緒にとると吸収率が上がる。

食物繊維のアルギン酸とフコイダンに注目

ぬめりを生み出すアルギン酸やフコイダンは余分なコレステロールを排出し、高血圧予防や動脈硬化予防に有効です。ヨウ素は精神安定の働きがあります。

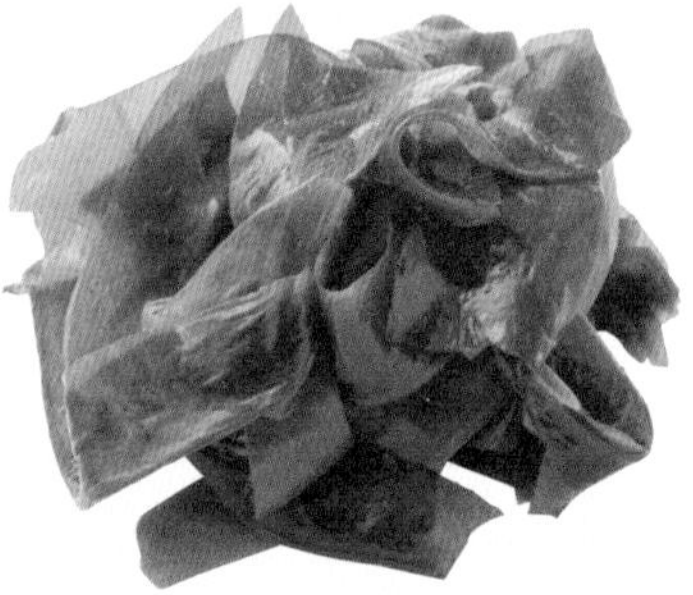

＼これでもOK／

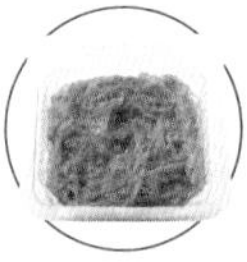

メカブパック
熱や酢で柔らかくなり食べやすさアップ。

ヨウ素などミネラルたっぷり

コンブ

うま味成分が多く、だしの素材として使われますが、ミネラルを筆頭に各種栄養も豊富。

美肌効果　**抗菌作用**

マコンブ(乾)100gあたりの
おもな栄養の含有量とエネルギー量

食物繊維	32.1g
ヨウ素	200000μg
エネルギー	170kcal

調理のポイント
だしをとった後は、捨てずにそのまま食べよう。

代謝を促して美肌にもアプローチ

ヨウ素の適度な摂取は、肌の新陳代謝を活発にして美容にも効果的です。さらにフロロタンニンによって、抗菌・抗酸化作用も期待できます。

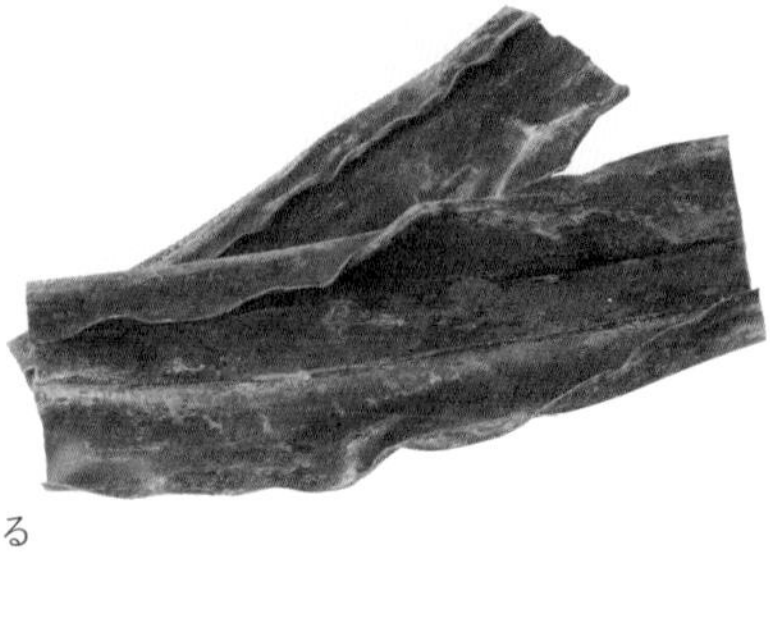

＼これでもOK／

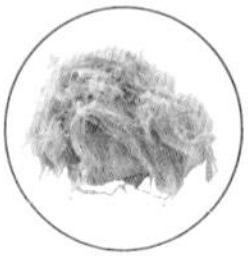

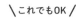

とろろ昆布
汁物に即席で使える便利食材。

海藻類

ぬめり成分に健康効果あり

モズク

水溶性食物繊維のフコイダンは海藻特有のぬめり成分。モズクに特に多く含まれます。

血糖値抑制　高血圧予防

モズク100gあたりの
おもな栄養の含有量とエネルギー量

食物繊維	1.4g
カルシウム	22mg
エネルギー	4kcal

調理のポイント

食事の最初に食べると、血糖値の急上昇を防げる。

フコイダンの働きで胃がんを予防

フコイダンは胃がんの原因となるピロリ菌を胃から排除する働きがあります。さらにコレステロールや余分なナトリウムを排出し、血圧上昇の抑制にも。

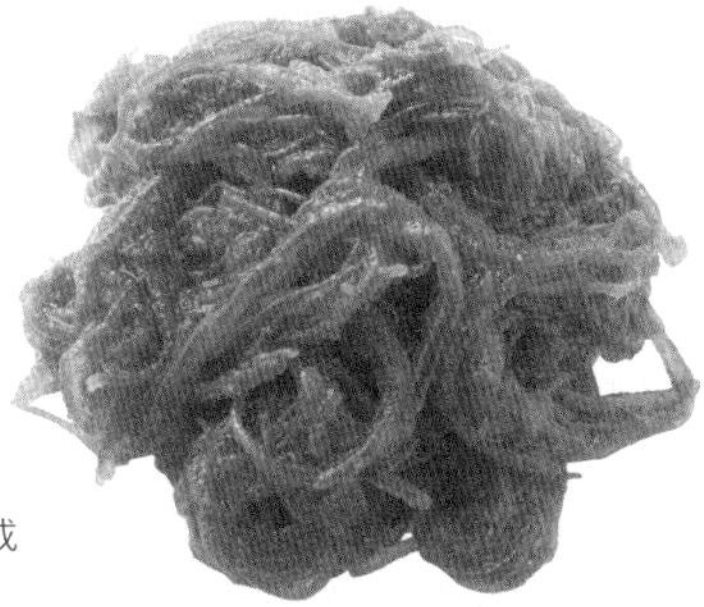

＼これでもOK／

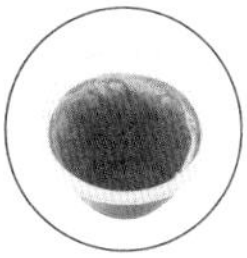

モズク酢カップ

酢入りだから栄養成分の吸収率がUP。

減塩アイテムとしても重宝

ノリ

食物繊維とカルシウムや鉄など体の調子を整えるミネラルやビタミンが豊富です。

生活習慣病予防　中性脂肪減少

焼きノリ100gあたりの
おもな栄養の含有量とエネルギー量

食物繊維	36g
カルシウム	280mg
エネルギー	297kcal

調理のポイント

たんぱく質と一緒にとると鉄の吸収率がアップ。

健康を維持し、生活習慣病を予防

青魚に含まれるEPAがノリにも含まれ、悪玉コレステロールを減らしたり、中性脂肪を減少させる効果があるといわれています。まさに生活習慣予防に最適です。

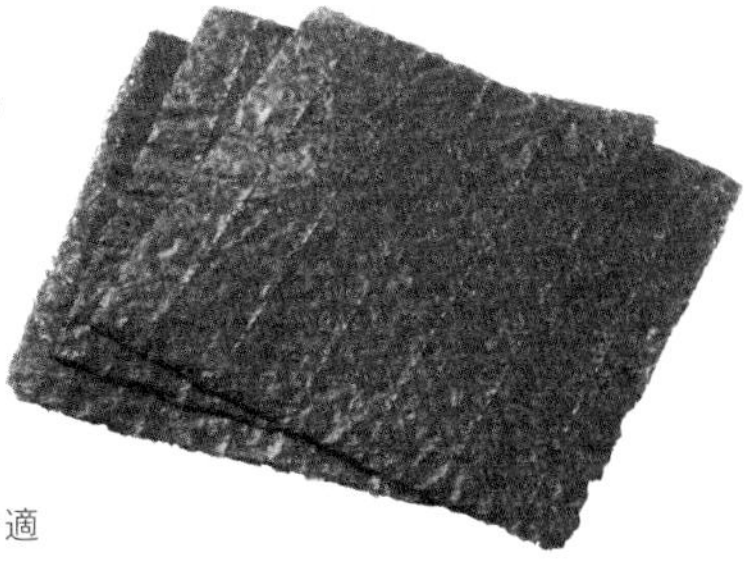

＼これでもOK／

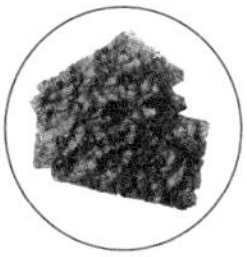

韓国ノリ

塩分が多めなので適量を守って。

バナナ100gあたりの
おもな栄養の含有量とエネルギー量

炭水化物	22.5g
食物繊維	1.1g
カリウム	360mg
エネルギー	93kcal

手早くエネルギー補給が可能

バナナ

果物の中では炭水化物がもっとも多く、ブドウ糖や果糖など消化吸収されやすい糖質を多く含んでいることから、病気のときや運動時のエネルギー源として適しています。

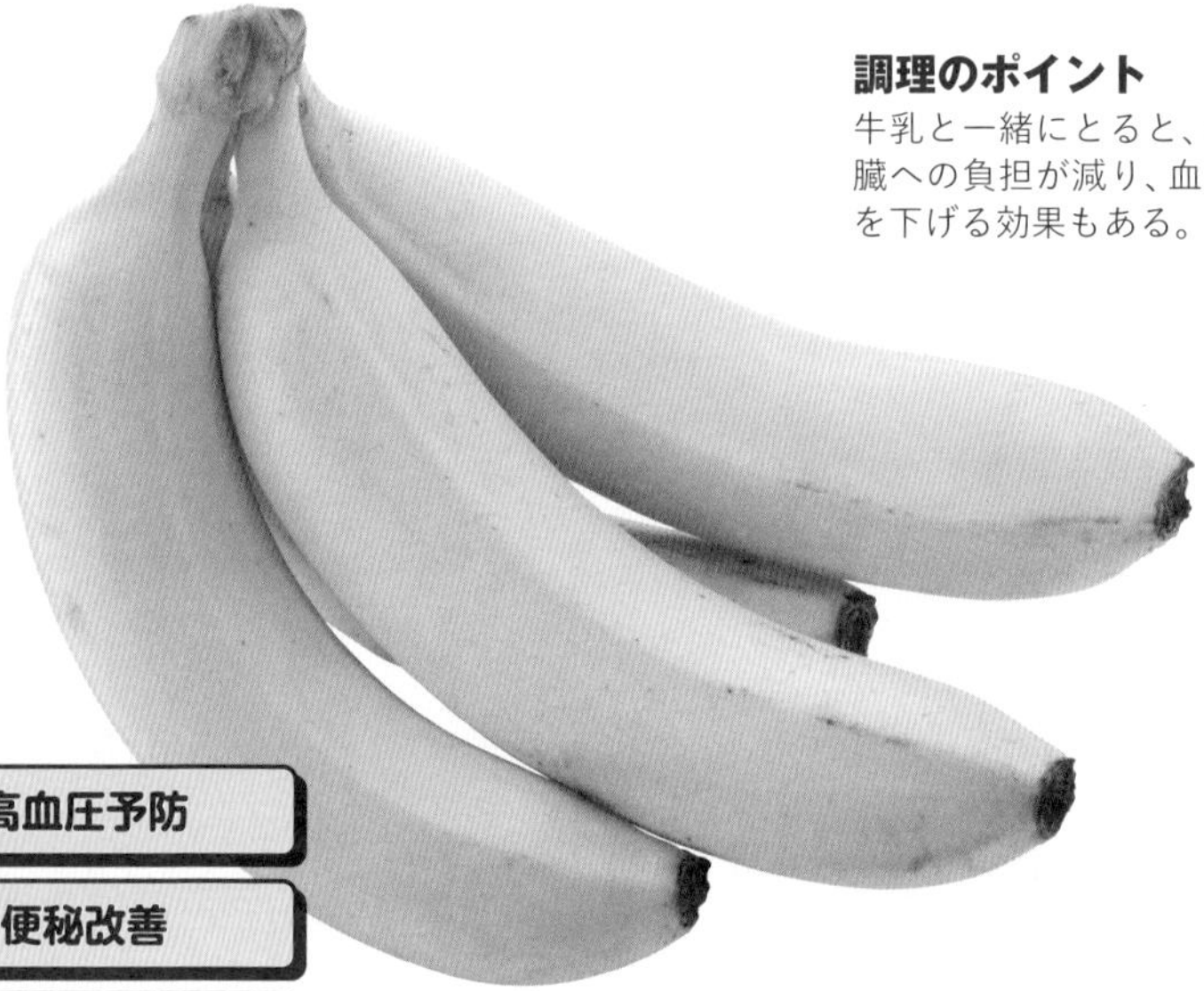

調理のポイント
牛乳と一緒にとると、心臓への負担が減り、血圧を下げる効果もある。

高血圧予防

便秘改善

免疫力アップ

カリウムが高血圧を予防

カリウムが余分なナトリウムを排出することで、高血圧の予防やむくみ改善に働きます。腸内環境を整えるフラクトオリゴ糖も多く、便秘の改善や免疫力の向上、がん、動脈硬化の予防にも役立ちます。

＼これでもOK／

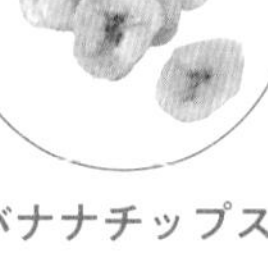

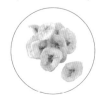

バナナチップス
水分が抜けて栄養素が凝縮。携帯おやつに◎。

キウイフルーツ100gあたりの
おもな栄養の含有量とエネルギー量

ビタミンC	71mg
カリウム	300mg
エネルギー	51kcal

調理のポイント
朝食にヨーグルトと食べると便秘改善に効果的。

ビタミンCの量はダントツ

キウイフルーツ

ビタミンCの含有量はイチゴを上回り、そのほかにもビタミンEやカリウムを多く含みます。

風邪予防　生活習慣病予防

ダブルのビタミンで抗酸化パワーを発揮

ビタミンCが風邪予防に役立ちます。ビタミンCには抗酸化作用もあり、ビタミンEとの相乗効果でよりパワフルな生活習慣病予防効果が期待できます。

＼これでもOK／

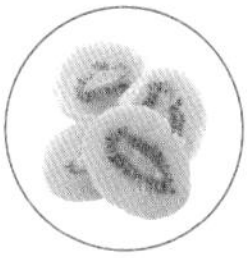

ドライキウイ
生に比べ、ビタミンは減っているので注意。

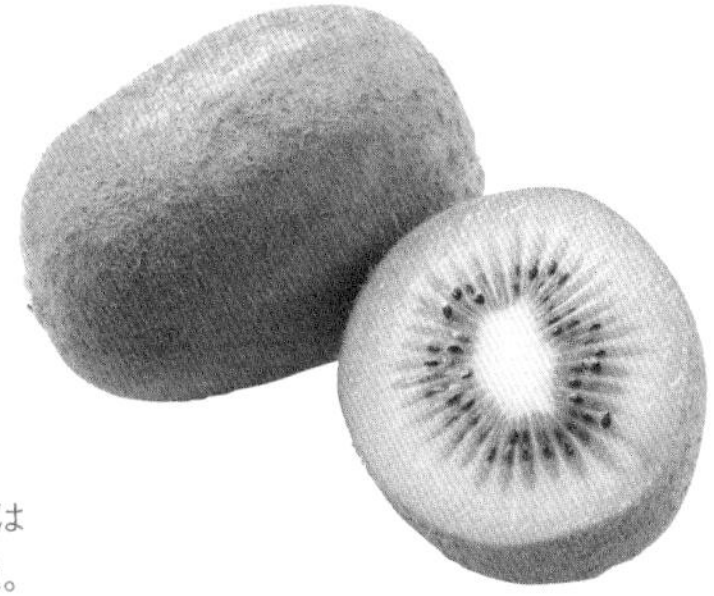

オレンジ100gあたりの
おもな栄養の含有量とエネルギー量

ビタミンC	40mg
カリウム	140mg
エネルギー	42kcal

調理のポイント
栄養が集まる薄皮や白いすじごと食べるのが◎。

がんを予防し体を丈夫に

オレンジ色の色素成分であるβ-クリプトキサンチンは強い抗酸化作用を持っているので、発がん性物質から細胞を守る働きが期待されています。

ヘスペリジンが血管を丈夫に

オレンジ

薄皮やすじに含まれているヘスペリジン(ビタミンP)も余すところなくとりましょう。

がん予防　老化防止

＼これでもOK／

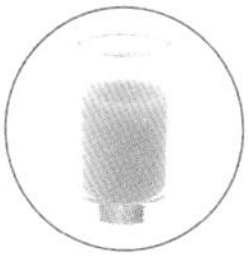

オレンジジュース
果汁100％のものを選ぶようにしよう。

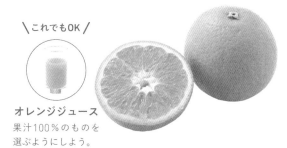

注目成分はポリフェノール

ブドウ

果糖やブドウ糖などの糖質が主成分で、多種類のポリフェノールが含まれます。

老化防止　**動脈硬化予防**

ブドウ(皮つき)100gあたりの
おもな栄養の含有量とエネルギー量

ビタミンC	3mg
炭水化物	16.9g
エネルギー	69kcal

調理のポイント

皮ごとミキサーにかけて、ジュースにすると栄養吸収率がよい。

抗酸化作用は老化防止にも効果的

ポリフェノールの含有量が多く、アントシアニンは視力回復効果も期待されています。また、強い抗酸化作用は動脈硬化の予防、老化防止にも働きます。

＼これでもOK／

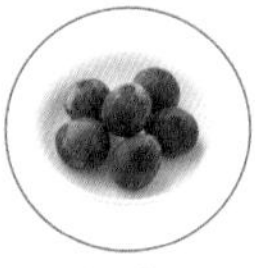

冷凍ブドウ

そのままアイス代わりに食べるのも◎。

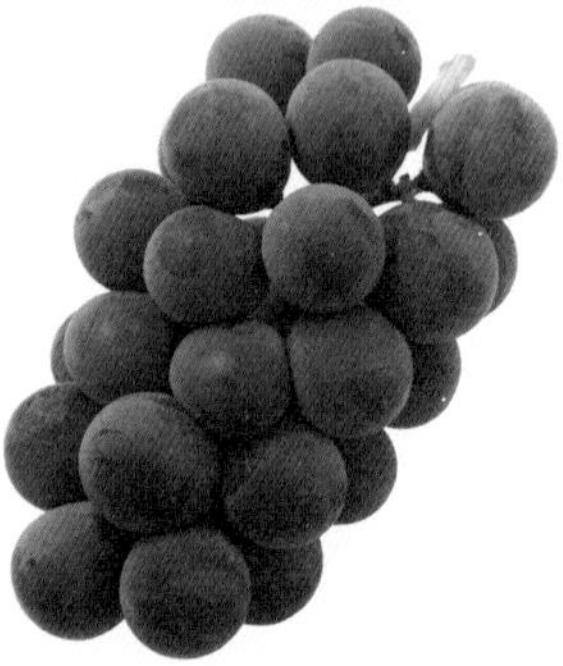

スーパーフードのひとつ

ブルーベリー

青紫色の色素成分アントシアニンが目によいと、その効果の高さが注目されています。

疲れ目改善　**老化防止**

ブルーベリー100gあたりの
おもな栄養の含有量とエネルギー量

ビタミンC	9mg
ビタミンE	1.7mg
エネルギー	48kcal

調理のポイント

旬が短いので冷凍ブルーベリーでとるのもOK。

アントシアニンが疲れ目を改善

網膜の光の伝達をサポートすることから、目の疲労を取り、視力の改善に役立つとされています。ビタミンC・Eの働きにより老化防止効果も期待できます。

＼これでもOK／

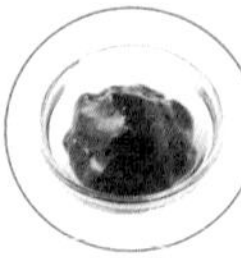

ブルーベリージャム

ブルーベリーは熱に強いので栄養そのまま！

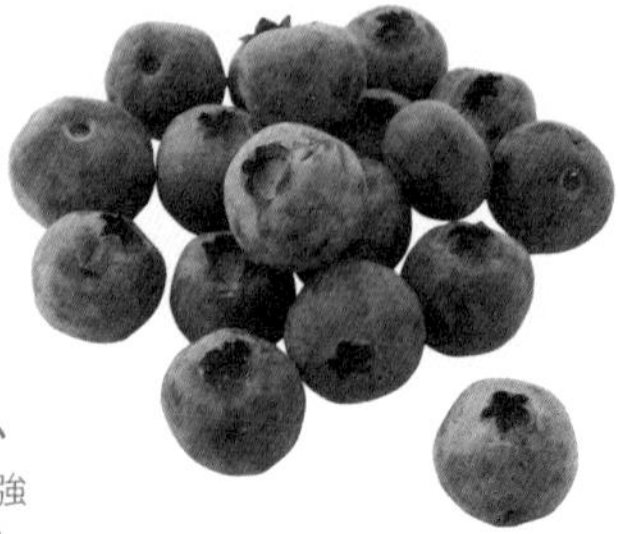

そのほかおすすめの果物

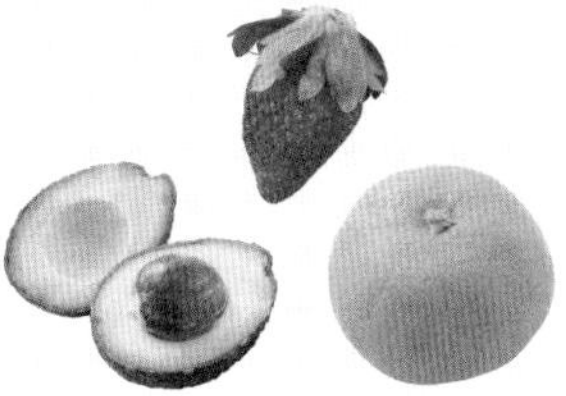

ビタミンCの女王
イチゴ

4～5粒食べれば、1日に必要な量の半分がとれるほど、ビタミンCの含有量が多いのが特徴です。

老化を防止
桃

皮の近くに含まれた、抗酸化作用の高いカテキンが老化を防止。ペクチンによる整腸作用も期待できます。

冬には必ず食べたい
ミカン

ミカンの色素成分β-クリプトキサンチンはβ-カロテンの5倍のがん予防効果があるといわれています。

疲労回復度バツグン
レモン

酸っぱさのもとであるクエン酸は、血流改善や疲労回復に役立ちます。ビタミンCは風邪予防に◎。

ビタミンB_1が豊富
パイナップル

ビタミン豊富な果物。特に含有量が多いビタミンB_1は、新陳代謝を促し、疲労を回復する効果があります。

腸内環境を整える
リンゴ

豊富に含まれる食物繊維ペクチンが腸内環境を整え、カリウムが高血圧やがんの予防に働きます。

腹持ちバツグン
アボカド

豊富なビタミンB_1、B_2、B_6がエネルギー代謝を助け、ストレスやだるさ、疲れなどに働きかけてくれます。

骨を強く丈夫に
プルーン

骨粗しょう症の予防に効果のあるカルシウムや、貧血予防に役立つ鉄、高血圧予防のカリウムなどを含みます。

活動のエネルギー源

米

主成分のでんぷんは活動のエネルギー源となります。玄米や胚芽精米はビタミンB_1・E、亜鉛や鉄などのミネラルも含みます。

精白米100gあたりの
おもな栄養の含有量とエネルギー量

炭水化物	77.6g
たんぱく質	6.1g
ビタミンB_1	0.08mg
エネルギー	342kcal

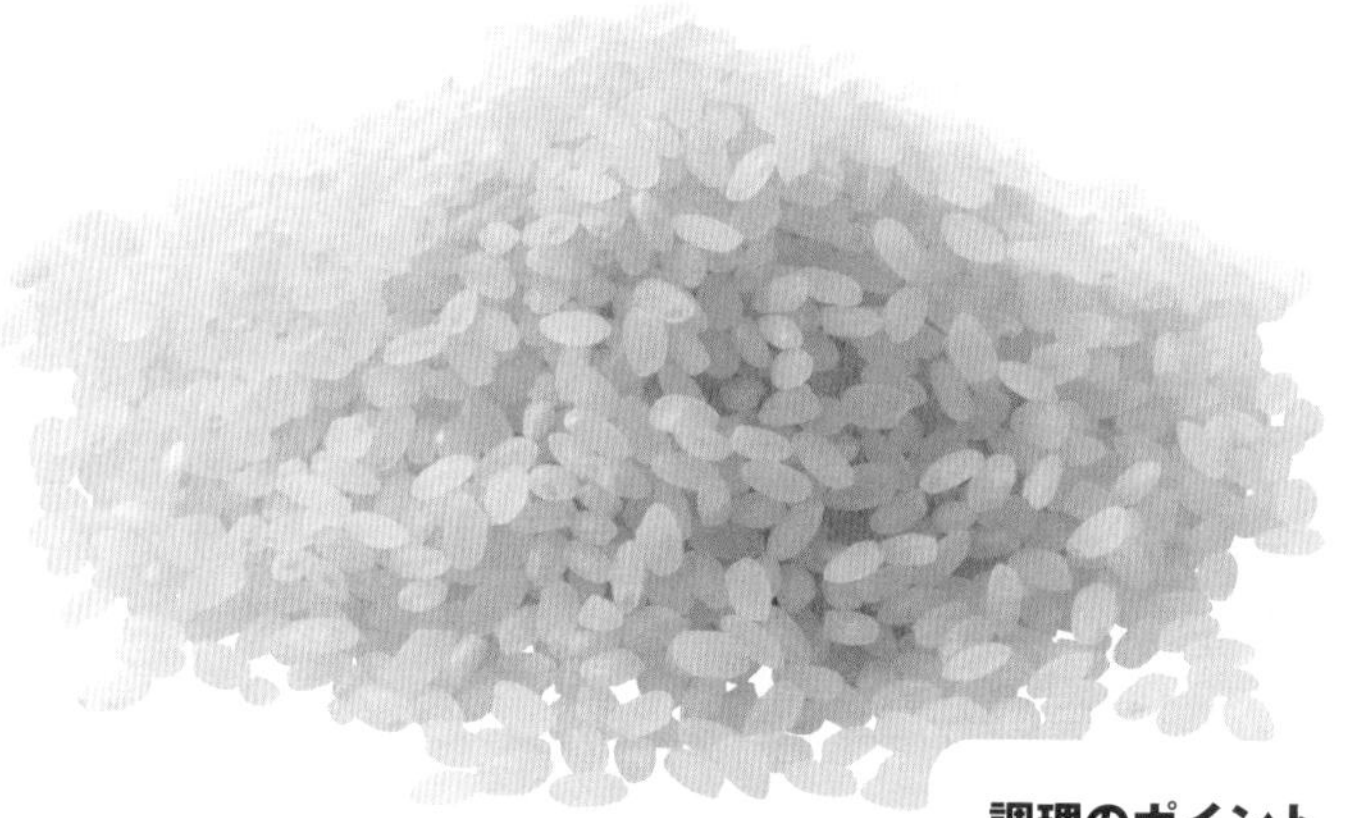

調理のポイント

胚芽精米は洗いすぎると胚芽が脱落し、ビタミンB群やEが失われてしまうのでやさしく短時間で。

体力回復

エネルギー源

即効性のあるエネルギー源で体力アップ

7割以上を占めるでんぷんのエネルギーは体力回復を期待できるほか、脳にとっても効率のよいエネルギー源となります。ビタミンB_1は糖質の代謝をサポートし、たんぱく質は健康的な体づくりのもととなります。

＼これでもOK／

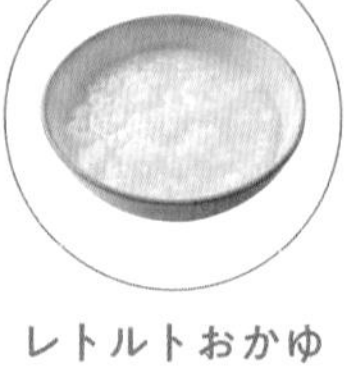

レトルトおかゆ

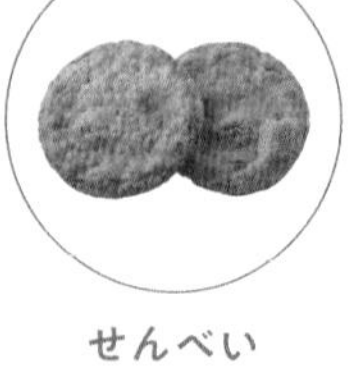

せんべい

調子が悪いときは消化のよいおかゆを。硬いせんべいはよく噛むことで消化率がアップ。

炭水化物がおもな成分

うどん・パン パスタ

小麦を製粉して加工したのがパンや麺類。小麦粉は水を加えてこねることで粘りのもととなるグルテンを形成するたんぱく質を含みます。

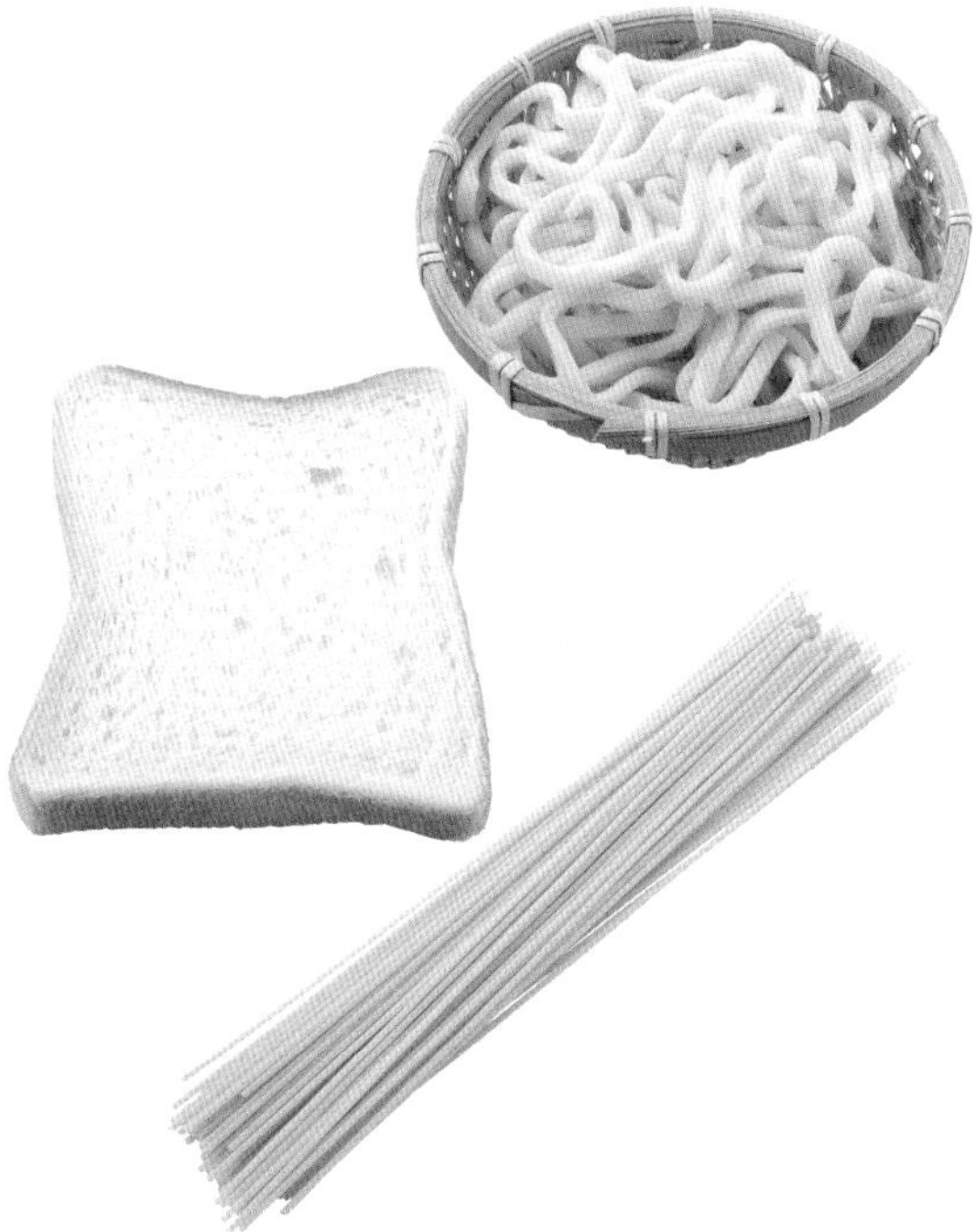

うどん(ゆで)100gあたりの
おもな栄養の含有量とエネルギー量

炭水化物	21.6g
たんぱく質	2.6g
エネルギー	95kcal

パン(角形食パン)100gあたりの
おもな栄養の含有量とエネルギー量

炭水化物	46.4g
たんぱく質	8.9g
エネルギー	248kcal

パスタ(乾麺)100gあたりの
おもな栄養の含有量とエネルギー量

炭水化物	73.1g
たんぱく質	12.9g
エネルギー	347kcal

調理のポイント

肉類や卵、乳製品、豆製品を組み合わせて足りないたんぱく質を補いましょう。

疲労回復

整腸作用

ビタミンB群が糖質の代謝に働く

おもな成分である糖質は活動のエネルギー源。元気に動ける体づくりをサポートするほか、ビタミンB_1が代謝を促し、B_2が疲労回復に働きかけます。全粒粉の製品は食物繊維による整腸作用も期待できます。

＼これでもOK／

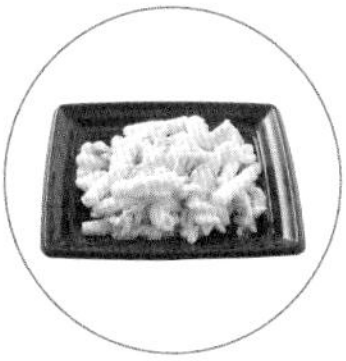

マカロニサラダ

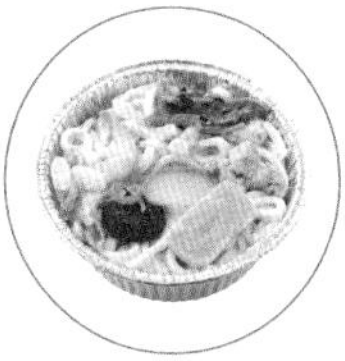

鍋焼きうどん

肉・卵を組み合わせると栄養バランス◎。

近年、大注目の食材

オートミール

オーツ麦が原料。食物繊維の量が特に多く、精白米の約20倍、玄米の約3倍もの量が含まれています。

血糖値抑制　**整腸作用**

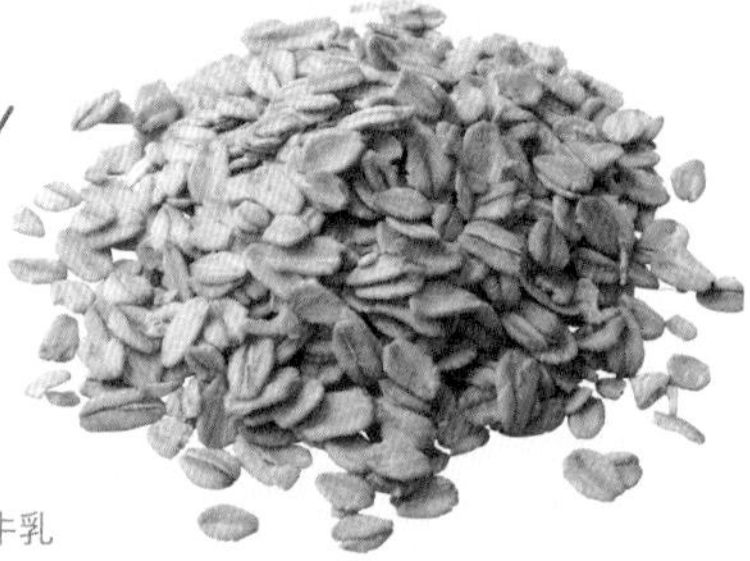

＼これでもOK／

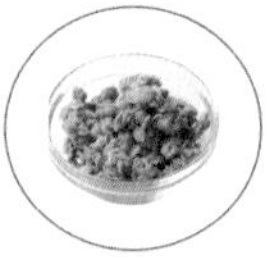

グラノーラ

手軽な朝食として、牛乳や豆乳をプラスして。

オートミール100gあたりの
おもな栄養の含有量とエネルギー量

炭水化物	69.1g
食物繊維	9.4g
エネルギー	350kcal

調理のポイント

たんぱく質と合わせるとバランスのいい1食に。

血糖値の急上昇を防いでくれる

低GI食品に分類され、食後の血糖値が上がりにくく、体内に脂肪が蓄積するのを防ぎます。豊富な食物繊維は糖尿病のリスクの軽減に役立ちます。

良質なたんぱく質の宝庫

そば

必須アミノ酸のリジンを含む良質なたんぱく源で、ビタミンB_1やカルシウムも豊富です。

動脈硬化予防　**高血圧改善**

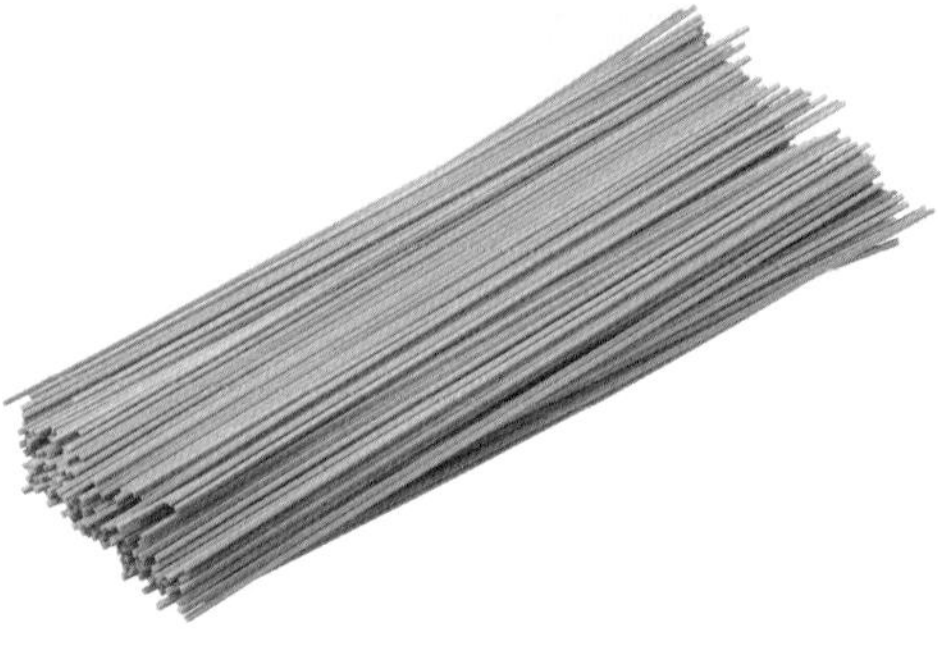

干しそば(乾)100gあたりの
おもな栄養の含有量とエネルギー量

炭水化物	66.7g
たんぱく質	14.0g
エネルギー	344kcal

調理のポイント

そば湯やそば茶を飲むことでもルチンを摂取できる。

注目成分ルチンの効果に期待

ポリフェノールの一種ルチンは、毛細血管を丈夫にすることで血行を促進し、動脈硬化や脳卒中の予防、高血圧の改善などの多くの作用が期待できます。

熱に強いビタミンCを持つ

ジャガイモ

ビタミンCは調理によって損なわれがちですが、ジャガイモの場合は熱にも強いのが特徴です。

高血圧予防　**美肌効果**

ジャガイモ100gあたりの
おもな栄養の含有量とエネルギー量

炭水化物	15.9g
ビタミンC	28mg
エネルギー	51kcal

調理のポイント
皮の近くに抗酸化作用成分があるので皮ごと調理するのがおすすめ。

高血圧を予防して骨や肌を強化

過剰な塩分を排出するカリウムが血圧の上昇を抑え、高血圧の予防に役立ちます。ビタミンCはコラーゲン生成を促進し、肌や骨を健やかに保ちます。

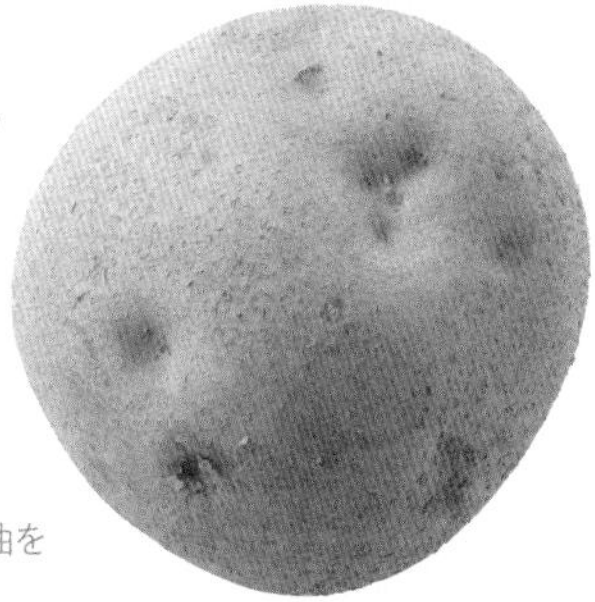

＼これでもOK／

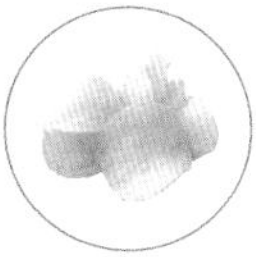

ポテトチップス
米油など酸化しにくい油を使用したものがベター。

「腹持ちがいい」の代表食材

サツマイモ

1本（約200g）で成人が1日に必要な食物繊維量の約1/3がとれます。

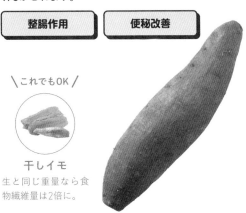

整腸作用　**便秘改善**

サツマイモ100gあたりの
おもな栄養の含有量とエネルギー量

炭水化物	33.1g
食物繊維	2.8g
エネルギー	127kcal

調理のポイント
カルシウムや食物繊維は皮に多いので、皮ごと食べると◎。

食物繊維とヤラピンがスムーズな便通を促す

ヤラピンが食物繊維と共におなかの調子を整え、便秘改善に効果を発揮します。さらに、ビタミンCは加熱後でリンゴの約4倍。美肌や風邪予防に効果的です。

＼これでもOK／

干しイモ
生と同じ重量なら食物繊維量は2倍に。

消化酵素はダイコンの3倍

ナガイモ

ナガイモ独特のぬめり成分には、さまざまな健康効果が認められています。食物繊維も豊富です。

胃潰瘍予防　**消化促進**

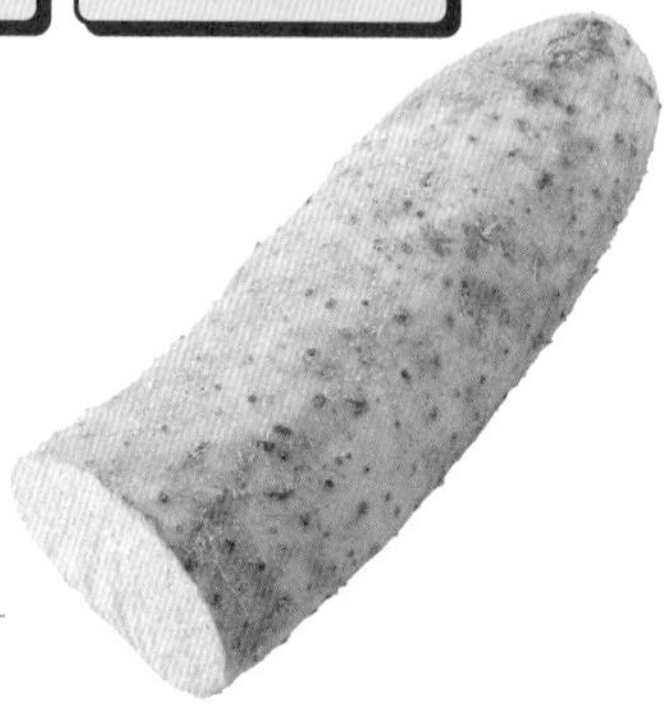

＼これでもOK／

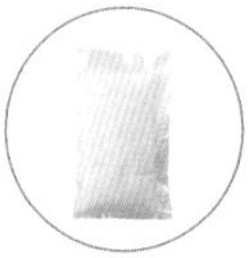

冷凍とろろ
解凍するだけで使える便利食材。

ナガイモ100gあたりの
おもな栄養の含有量とエネルギー量

炭水化物	13.9g
食物繊維	1.0g
エネルギー	64kcal

調理のポイント
消化酵素は熱に弱いので、生で食べるのがおすすめ。

消化酵素で
胃腸をサポート

ぬめり成分には胃の粘膜を守る働きがあり、胃潰瘍の予防に効果的です。さらに、消化酵素アミラーゼの働きで消化を助け、胃腸を守ります。

腸をお掃除

コンニャク

コンニャクの食物繊維グルコマンナンは、腸内の優秀な掃除係で老廃物を排出します。

便秘改善　**コレステロール値抑制**

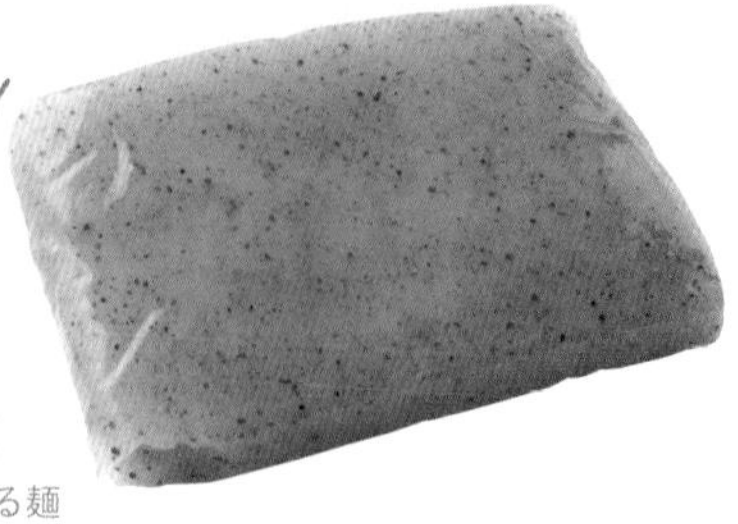

＼これでもOK／

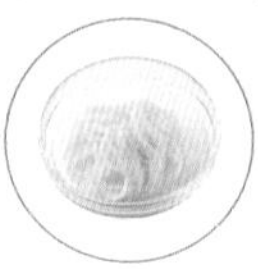

コンニャク麺
主食の代わりに使える麺やシラタキで代用もOK。

板コンニャク100gあたりの
おもな栄養の含有量とエネルギー量

炭水化物	2.3g
食物繊維	2.2g
エネルギー	5kcal

調理のポイント
アク抜きをして、臭みを取ると食べやすい。

糖尿病の予防や
ダイエットにも有効

グルコマンナンには血糖値の正常化や血中コレステロール値上昇抑制の働きが期待できます。低エネルギー食品でもありダイエットや便秘改善にも有効です。

健康維持に飲みたい

緑茶

古くから日本人には欠かせない飲み物で、緑茶独特の香りにはリラックス成分が含まれます。

血糖値抑制　抗菌作用

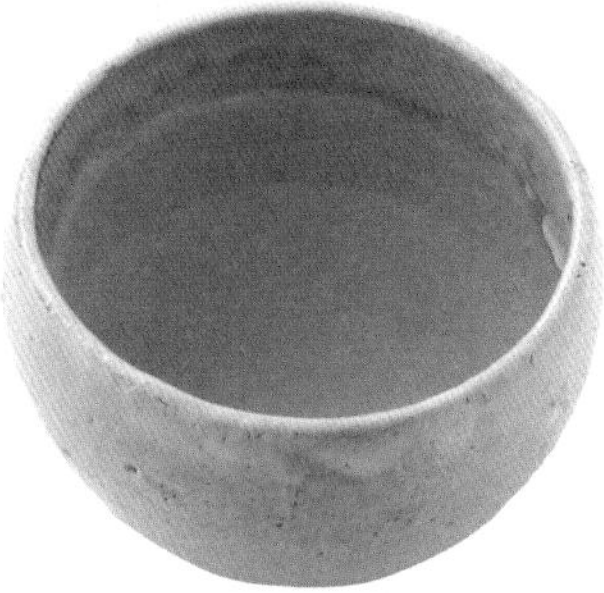

せん茶（浸出液）100gあたりの
おもな栄養の含有量とエネルギー量

カリウム	27mg
ビタミンC	6mg
エネルギー	2kcal

調理のポイント
肉料理に使うと、栄養もとれて、味わいもさわやか。

抗酸化や抗菌力で健康な体づくり

緑茶のカテキンには強い抗菌力、抗酸化力で血圧や血糖値の上昇を抑える効果が。また、カフェインも多く含まれるので、覚醒効果や利尿作用もあります。

脳のリラックスに

ほうじ茶

ほうじ茶のこうばしい香りには、脳をリラックスさせるピラジンという成分が含まれます。

睡眠促進　リラックス効果

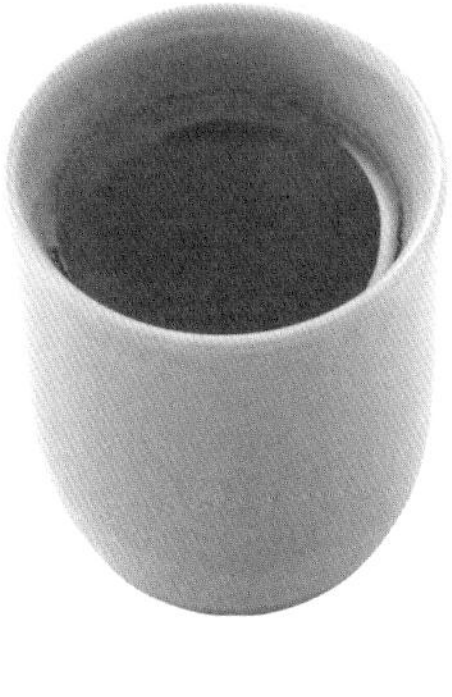

ほうじ茶（浸出液）100gあたりの
おもな栄養の含有量とエネルギー量

カリウム	24mg
葉酸	13μg
エネルギー	0kcal

調理のポイント
低温で淹れるとテアニンを多く摂取できます。

睡眠の質や集中力をアップ

うま味のもととなるテアニンは快適な睡眠の促進や、集中力を高める効果が期待できます。また、カテキンの抗菌作用が風邪予防に役立ちます。

有効成分が多いのはピュアココア

ココア

健康効果を期待するならピュアココア(ココアバター含有率23%以上)を選びましょう。

動脈硬化予防　生活習慣病予防

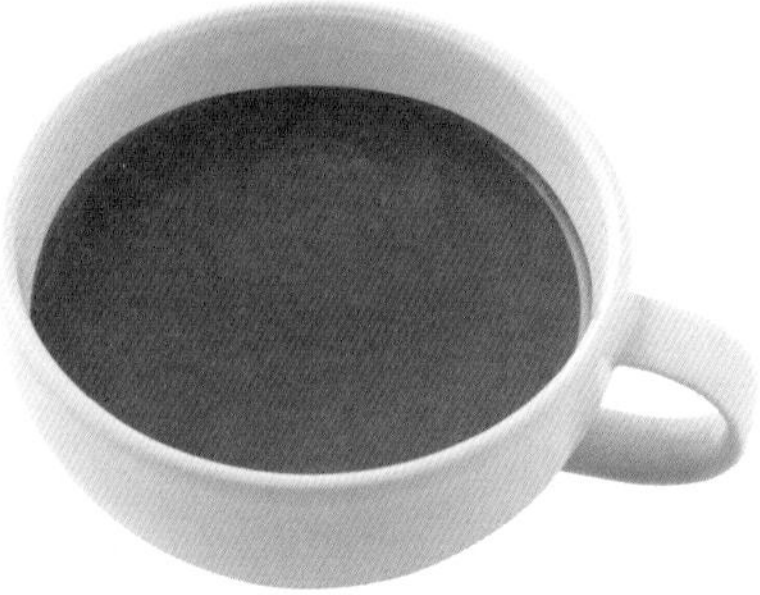

ココア(ピュアココア)100gあたりのおもな栄養の含有量とエネルギー量

たんぱく質	18.5g
食物繊維	23.9g
エネルギー	386kcal

調理のポイント
便秘改善効果を得るには朝食時に飲むのがおすすめ。

ポリフェノールでストレスを撃退

カカオマスポリフェノールは強い抗酸化作用により、動脈硬化など生活習慣病の予防が期待でき、ストレス抑制にも役立つといわれています。

そのほかおすすめの飲み物

豊富なポリフェノール
ワイン

渋味はポリフェノールの含有量が多い証。この抗酸化力が動脈硬化予防や、目の疲れ、美肌にも効果的です。

女性にうれしい
ビール

女性ホルモンと似た働きをするフィストロゲンを含み、冷え症や肩こりの改善をサポートしてくれます。

ミネラル補給に
スポーツドリンク

効率よくミネラルを摂取できますが、糖分が多いため常飲ではなく運動時などタイミングを決めるのがベター。

脱水症状を予防
経口補水液

電解質を含むので水よりも水分を体内にしっかりキープできます。嘔吐や発熱、運動などで発汗したときに◎。

おすすめの調味料

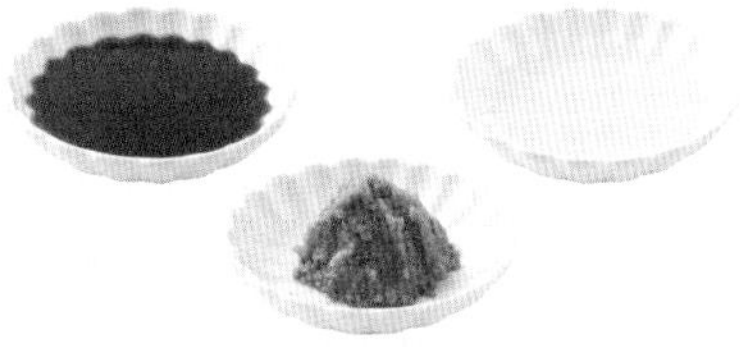

食欲がないときに
酢

さまざまな原料や製法がありますが醸造酢に含まれる有機酸は、疲労回復や食欲増進に働きます。

天然のサプリメント
しょうゆ

こうじ菌を発酵させた調味料で、ビタミンやミネラル、酵素など数百以上の有効な栄養成分を含んでいます。

生きる上で必須
塩

含まれるナトリウムは体に必須の栄養素ですが、塩分過多の人は、カリウムの多い生の果物を食べましょう。

多彩な有効成分入り
みそ

発酵・熟成の過程で多くの有効成分が産生され、胃がんなどのがん予防や生活習慣病予防に有効です。

集中力アップ
黒糖

鉄などのミネラルが豊富。ブドウ糖が主成分で脳のエネルギー源となり、イライラ解消や集中力不足を防ぎます。

未精製の砂糖
キビ砂糖

糖質の吸収が緩やかで血糖値の変動に時間がかかり、糖質が体の中で長く働くので、糖尿病の予防に◎。

疲労回復に◎
ハチミツ

主成分である果糖やブドウ糖は消化吸収がよく、即エネルギーに変わるため、疲労回復に役立ちます。

優秀食材の卵黄入り
マヨネーズ

原料の卵黄には動脈硬化の予防が期待できるレシチンや血流改善効果が期待できるビタミンEが含まれます。

COLUMN

間違いだらけの食の常識を正そう Part 2

持病がある方は、食事内容に迷うこともあるでしょう。
服用する薬も、栄養の常識も変わり続けているので
正しい知識をここで身につけましょう。

Q 卵は1日1個までしかダメなのでは？

A **1日2～3個まで大丈夫です！**

一昔前、卵は1日1個までとされていましたが、現在は卵に含まれるコレステロールの摂取上限には科学的根拠がないとされています。しかし、とりすぎは生活習慣病のリスクを上げるもととなります。正常値の方は、1日2～3個が適量でしょう。

Q 血液をサラサラにする薬を飲んでいるから、納豆はNGでしょ？

A **薬によります。まずはチェックを！**

血液をサラサラにする「抗凝固薬」といえば、以前は「ワーファリン」でしたが、現在はほかの薬で代用することも。納豆はワーファリンの効果を減弱させますが、そうでないものも多いのです。

Q 糖尿病だと、栄養のとりすぎは厳禁ですよね？

A **気にしすぎて、必要量をとれていない人が多いんです！**

糖尿病は、食事で血糖値の管理をする必要があるため「お肉や油は絶対ダメ!」と思っている方がとても多いのですが、バランスよくとることが大切。特にたんぱく質不足になりがちなので注意を。

Q 食事をとる時間がなかったので、「食後」の薬を飲みませんでした。

A **食事がとれなかった場合も、普段の食事時間を考慮して飲みましょう。**

食後に薬を飲む目的は、胃が荒れるのを防ぐこと。必ず食事がいるというわけではありません。可能なら牛乳やお菓子などを少しとってから飲むのがおすすめ。

第4章

簡単に作れて栄養満点！

大人気 熊リハレシピ 9

熊本リハビリテーション病院で人気の
レシピを、家庭用に作りやすくアレンジ！
1～3章で学んできた、70代以降に必要な
栄養素を、簡単かつバランスよくとるための
アイデアが満載です。これだけ覚えておけば
OKな、バラエティに富んだ9品をご紹介！

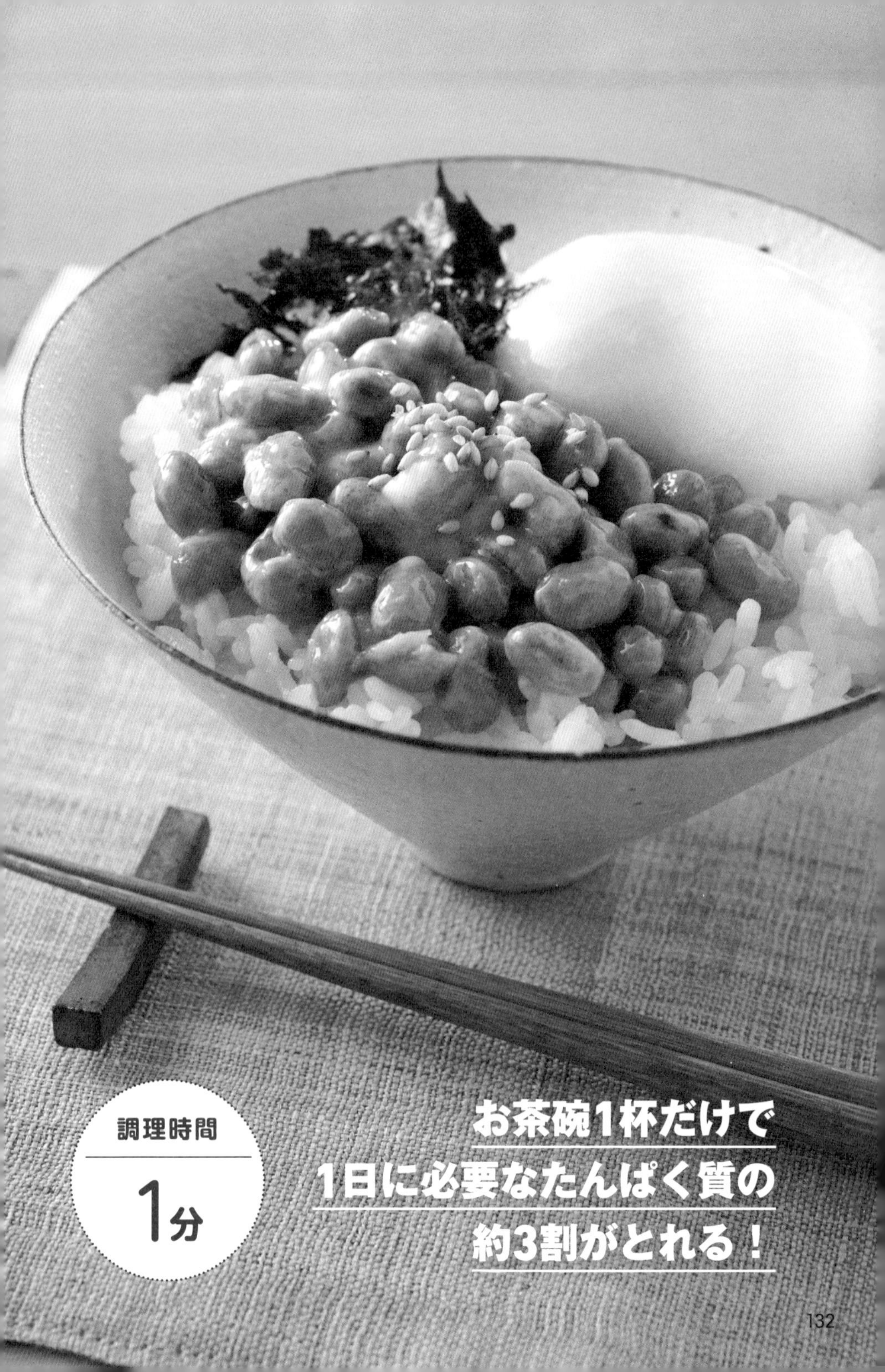

調理時間
1分

お茶碗1杯だけで
1日に必要なたんぱく質の
約3割がとれる！

パワーNTKG ～納豆卵かけご飯～

1人分

カロリー
377kcal

たんぱく質
11g

塩分
0.5g

70歳から積極的にとるべきたんぱく質を、お茶碗1杯でたっぷりとれる最強の丼です。しかも塩分控えめ。食べすぎを気にせず安心して食べられます。時間がないときの強い味方にもなってくれます。

材料 (1人分)

納豆 ･････････ 1パック(40g)
MCTオイル ･････････････6g
添付の納豆のたれ ･･････ 1個
温かいご飯 ･･･････････150g
温泉卵････････････････ 1個
もみノリ ･･････････････ 適量
白いりゴマ ････････････ 適量
しょうゆ ･･････････････ 少々

作り方

1. 納豆にMCTオイルと付属のたれを加えて粘りが出るまでよく混ぜる。
2. 器にご飯、1、温泉卵、もみノリをのせ、白いりゴマを散らす。
3. しょうゆ少々をかけていただく。

POINT

たんぱく質含有量が多い納豆、卵に加え、血液細胞の働きに欠かせないビタミンB_{12}を含むノリも一緒にとれます。MCTオイルは脂肪として蓄積されにくいため、手軽にエネルギー量を増やせ、無駄な脂肪はつきにくいというのも嬉しい。

＼ この食材に注目！ ／

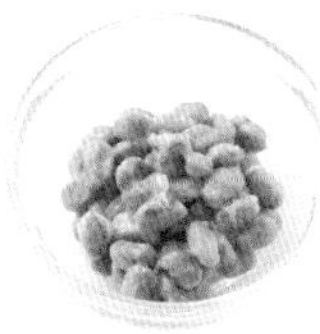

納豆

たんぱく質量が多いだけでなく、腸内で善玉菌を助け、腸内環境をよくする納豆菌という菌も豊富。腸の調子を整えたい人にもおすすめです。

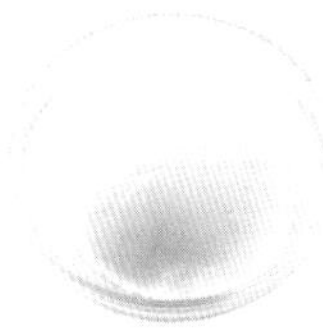

温泉卵

たんぱく質の優良性を示すアミノ酸スコアが卵は100と最高点。さらに口あたりのよさも加わるので、普段からぜひプラスしたい食材。

調理時間
10分

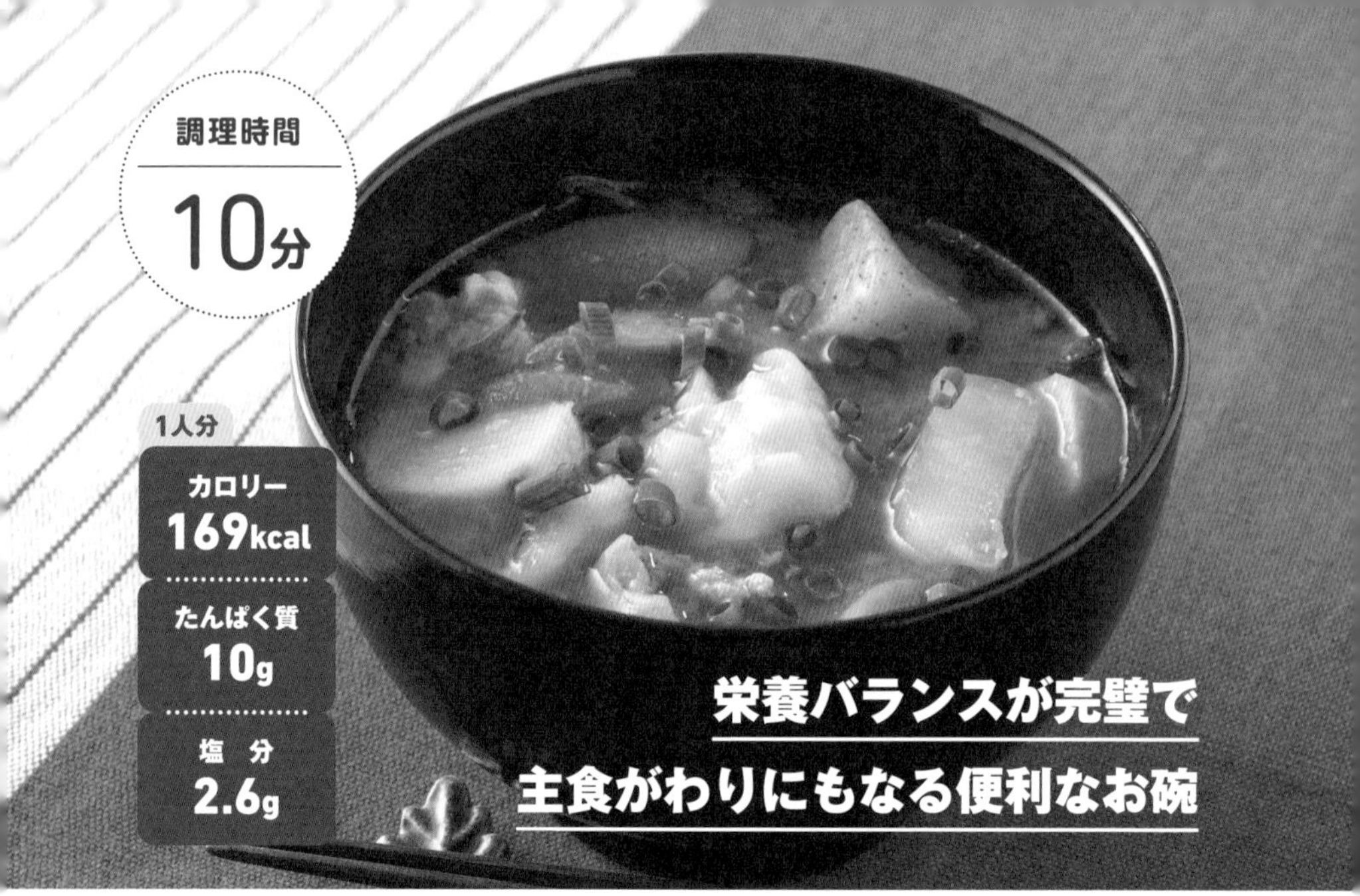

1人分

カロリー
169kcal

たんぱく質
10g

塩分
2.6g

栄養バランスが完璧で
主食がわりにもなる便利なお碗

団子汁

手軽で食べやすい汁物ですが、たんぱく質と同時に糖質も十分にとれます。小麦粉の団子で満腹感も高く腹もちも◎。

作り方

1. ボウルに、〈団子生地〉の材料を入れてよく混ぜ、ひとまとめにする。
2. 鶏肉は1.5㎝角に切り、塩と酒をふりかけなじませる。
3. 鍋にだし汁を入れて、蓋をして強火にかける。沸騰したら中火にして、1の生地を一口大にちぎりながら入れる。
4. 続いて2と野菜を加えて2分ほど煮る。
5. 弱火にしたら、みそを溶き入れてから火を止め、器に盛りつけ、小ネギを散らす。

材料（2人分）

〈団子生地〉
小麦粉……30g
スキムミルク……大さじ1
水……大さじ1強
〈汁〉
鶏もも肉……50g
塩……ひとつまみ
酒……少々
だし汁……400ml
カット野菜（豚汁用）……150g
みそ……大さじ2
小ネギ（小口切り）……適量

POINT
小麦粉にスキムミルクを混ぜたんぱく質量をアップ。

サケのバターしょうゆ焼き

サケはたんぱく質量が多いうえにEPAなど血液サラサラ成分も豊富。疲労回復効果があるアスタキサンチンもとれます。

材　料　（1人分）

- 生ザケ……… 1切れ（70g）
- 塩……………少々
- 酒……………少々
- 小麦粉…………適量
- オリーブ油……小さじ1/2
- しょうゆ………小さじ1
- みりん…………小さじ1
- バター…………5g
- ニンニク（すりおろし）……少々

作り方

1. 生ザケに塩と酒をふって5分ほどおき、小麦粉を薄くまぶしつける。
2. フライパンにオリーブ油をひき、1の皮目を下にして置いたら火をつける。弱火で片面5〜6分ずつじっくり焼く。
3. 器にサケを盛りつける。
4. サケを焼いたフライパンに、しょうゆ、みりん、バター、ニンニクを入れて混ぜ、サケにかける。

POINT
バターを混ぜて香ばしさとエネルギー量をアップ！

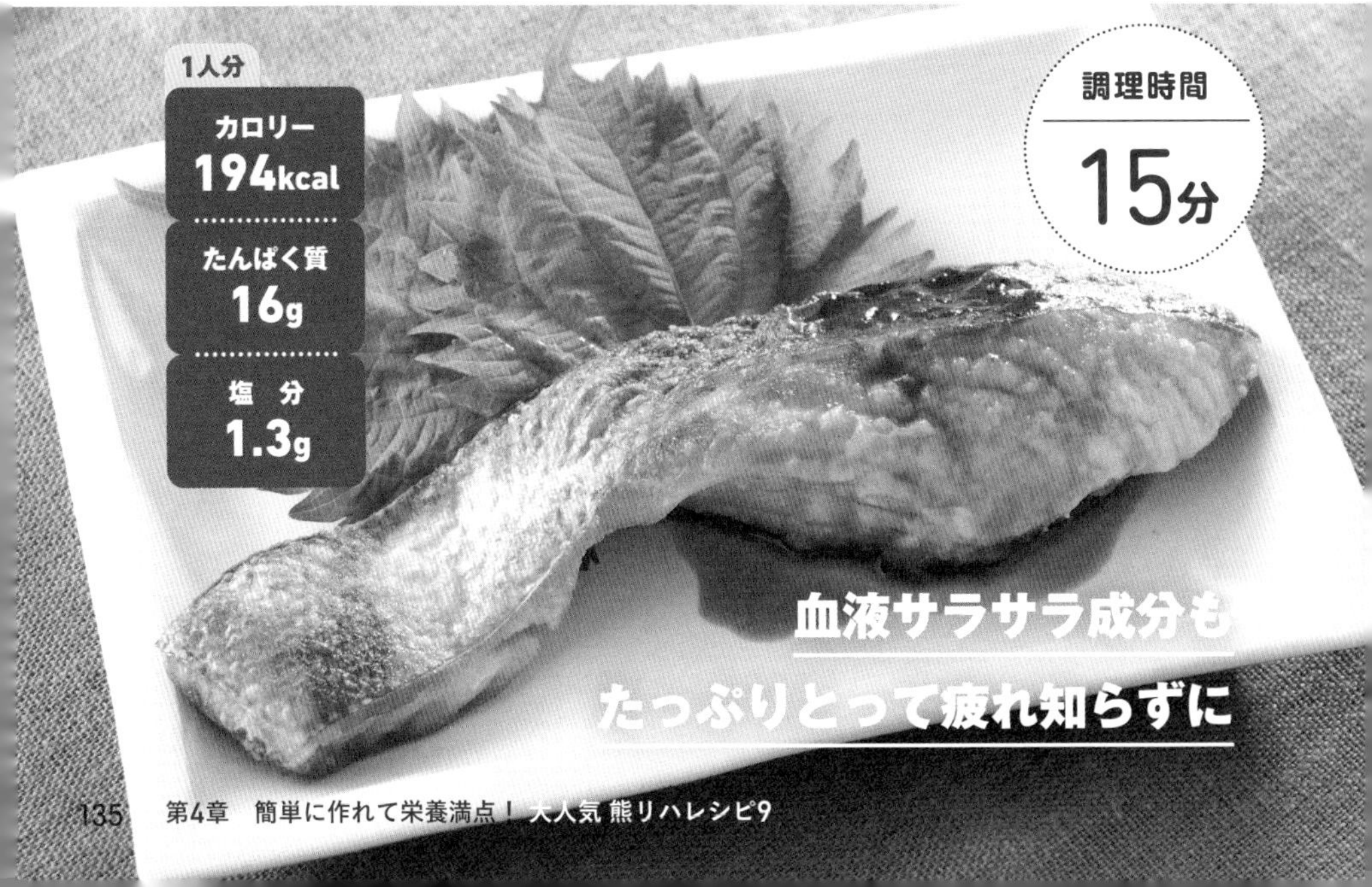
1人分
カロリー
194kcal
たんぱく質
16g
塩　分
1.3g
調理時間
15分
血液サラサラ成分も
たっぷりとって疲れ知らずに

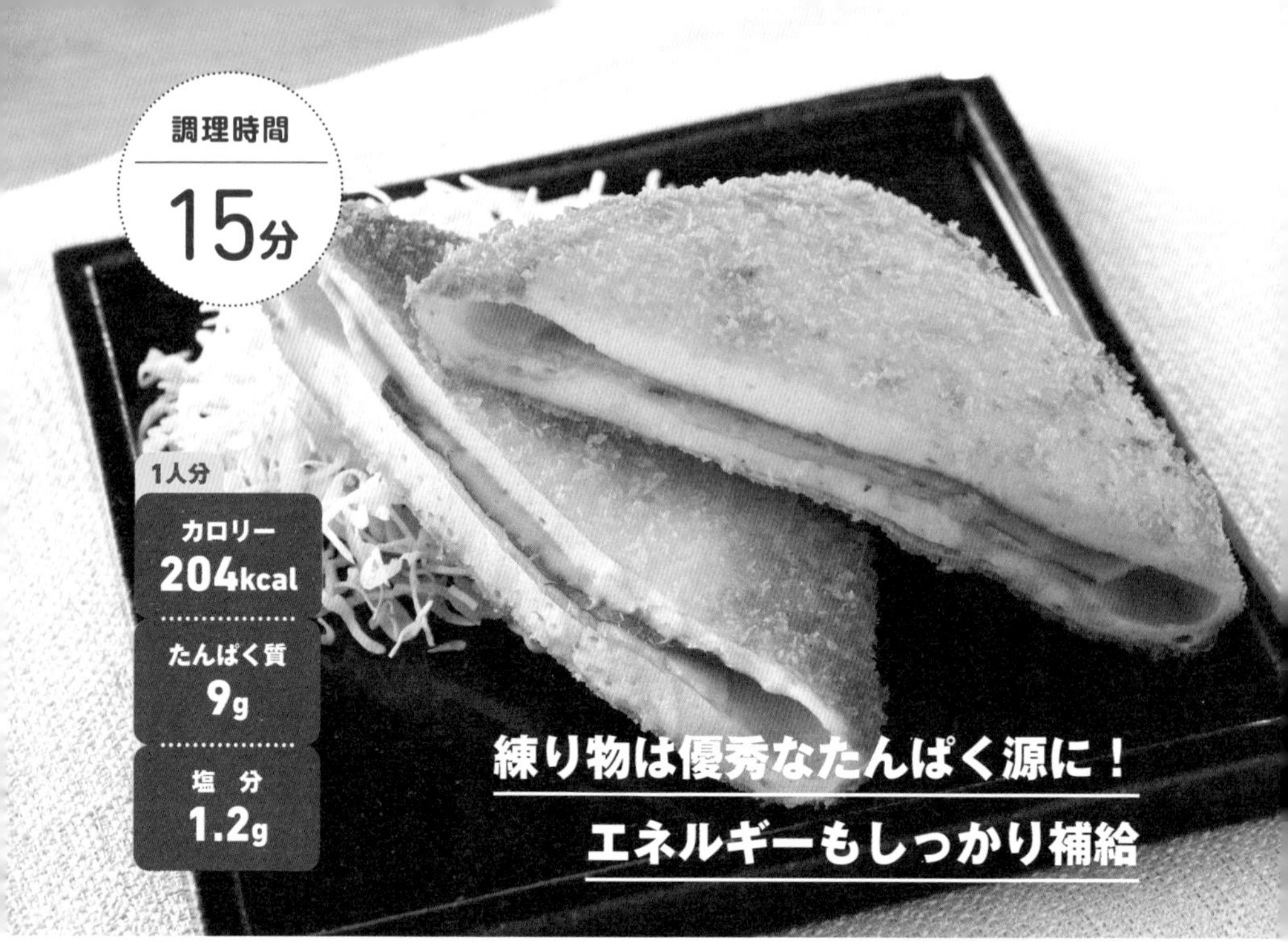

調理時間

15分

1人分

カロリー
204kcal

たんぱく質
9g

塩分
1.2g

練り物は優秀なたんぱく源に！
エネルギーもしっかり補給

はんぺんはさみ揚げ

栄養豊富な魚を手軽に食べたいなら、練り物製品が便利です。揚げることでエネルギー量が増え、食べやすさもアップ。

材料（1人分）

はんぺん	1枚
大葉	1枚
ハム	1枚
スライスチーズ	1枚
小麦粉	適量
溶き卵	適量
パン粉	適量
揚げ油	適量

作り方

1. はんぺんは、袋状になるように切り込みを入れる。
2. 大葉、ハム、スライスチーズを中にはさみ込み、小麦粉、溶き卵、パン粉をつける。
3. フライパンに油を2～3㎝深さまで入れ、180℃に温め、2をキツネ色になるまで揚げる。
4. お好みで、中濃ソースとマスタードを混ぜたソースにつけて食べてもおいしい。

POINT

衣をつけて揚げれば食感がよくなり、エネルギー量も増加。

手作りふりかけ

レンジでチンするだけで作れます。作り置きをしておけば1週間ほどもつので、食欲や時間がないときにも重宝します。

材料（作りやすい分量）

シラス	30g
しょうゆ	大さじ1/2
みりん	大さじ1/2
ゴマ	小さじ2(5g)
かつお節(小パック)	1袋(3g)
青ノリ	小さじ2

作り方

1. 耐熱皿にシラス、しょうゆ、みりんを入れて混ぜ、平たくしきのばす。
2. ラップをしないで電子レンジ(600W)で4分加熱する。
3. ゴマ、かつお節、青ノリを加えてよく混ぜる。

POINT

しっかり加熱すれば冷蔵庫で1週間は保存できます。

調理時間 5分

1回分（1/4量）

カロリー	たんぱく質	塩分
33kcal	4g	0.8g

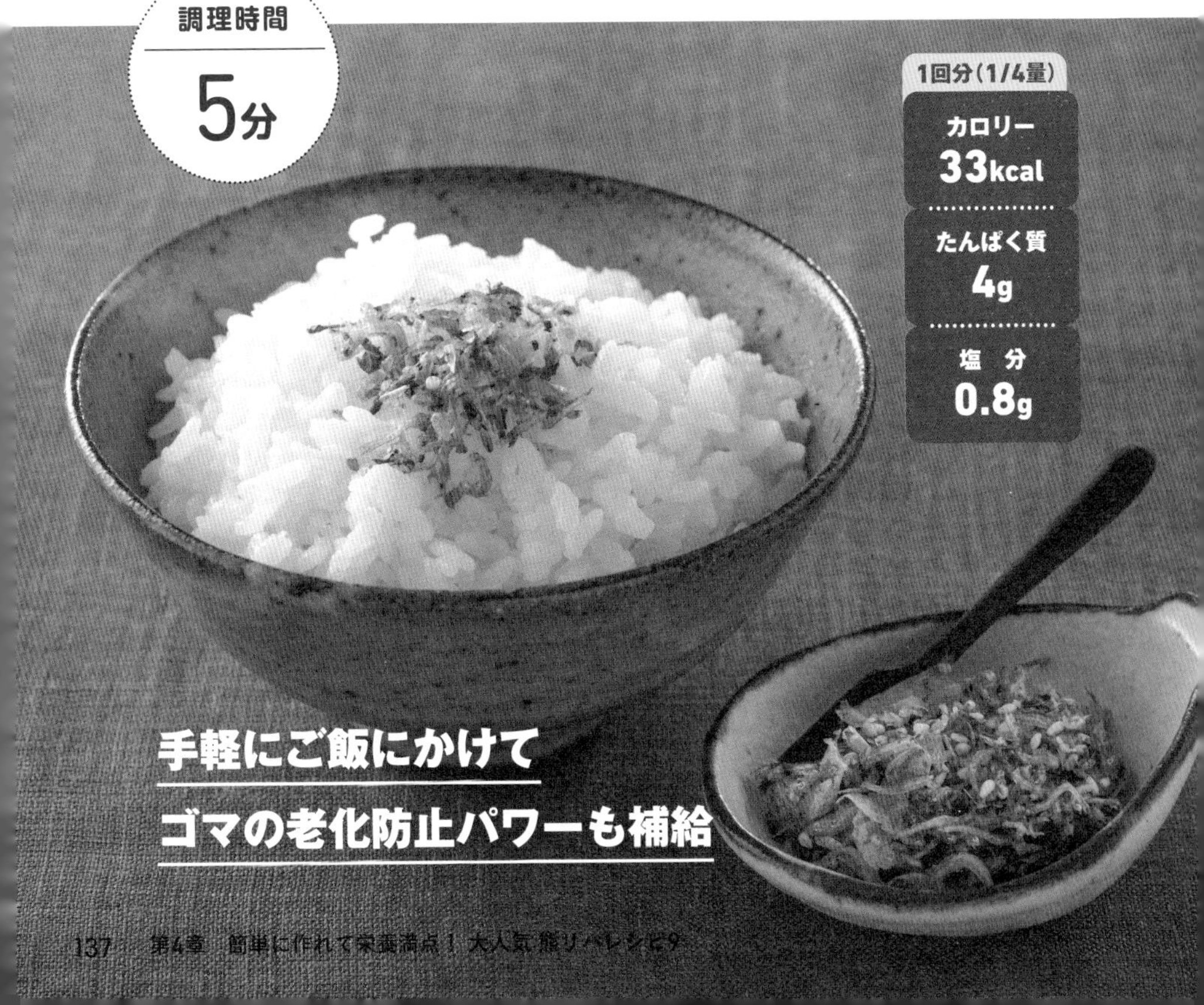

手軽にご飯にかけて ゴマの老化防止パワーも補給

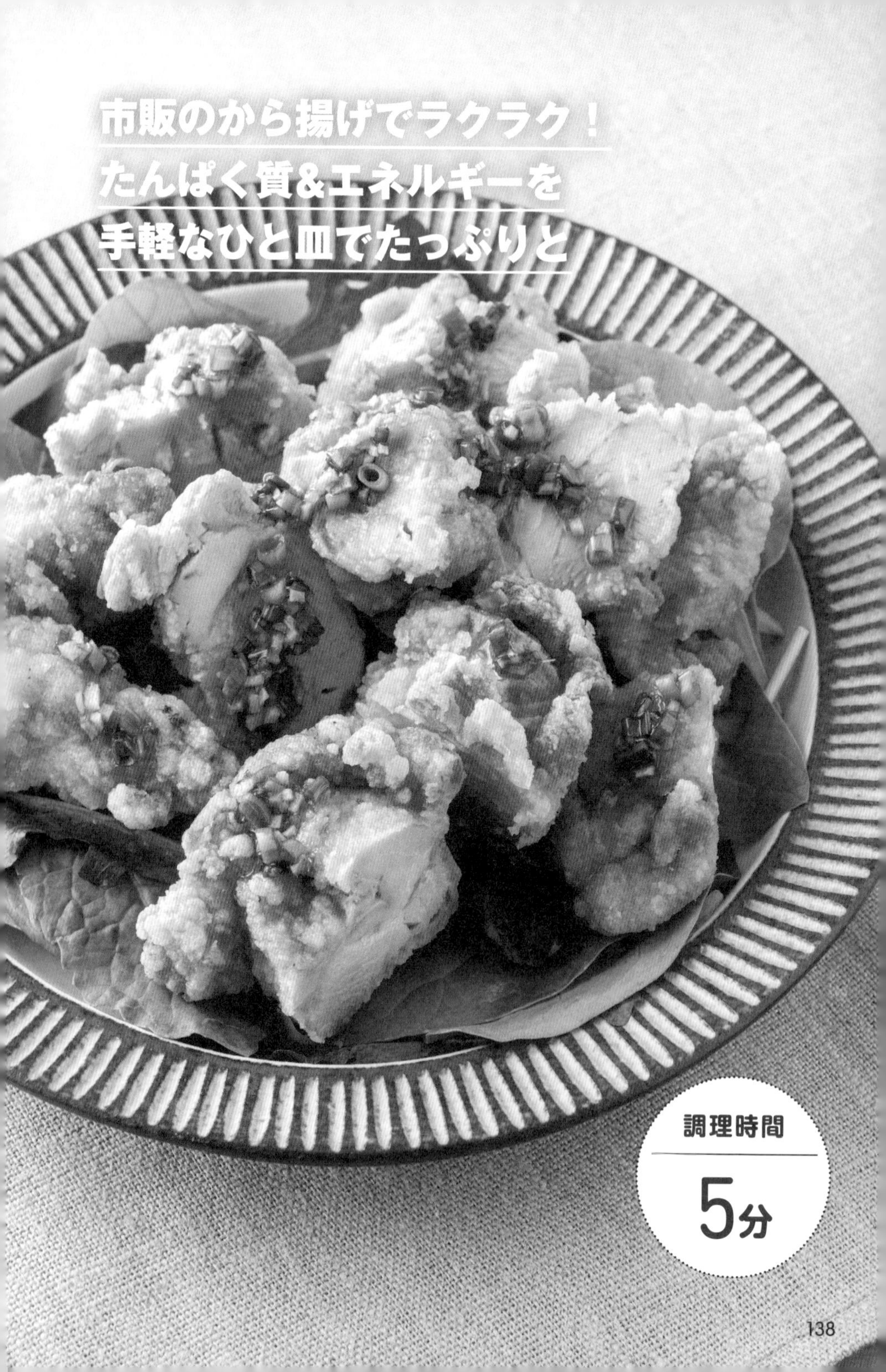

市販のから揚げでラクラク！
たんぱく質&エネルギーを
手軽なひと皿でたっぷりと

調理時間

5分

揚げ鶏のソースがけ

1人分

カロリー
192kcal

たんぱく質
14g

塩分
1.9g

面倒な揚げ物も市販品を使えば、手軽にたんぱく質とエネルギーを補給できます。市販の味つけと合い、消化も助ける酢と一緒にさっぱり食べるソースに。

材料(2人分)

市販の鶏のから揚げ・・・・・ 適量
葉野菜・・・・・・・・・・・・・・・ 適量
〈ネギソース〉
小ネギ(小口切り)・・・・・小さじ1
ショウガ(みじん切り) 小さじ1/2
ニンニク(すりおろし)・・・・ 少々
しょうゆ・・・・・・・・・・・・小さじ1
砂糖 ・・・・・・・・・・・・小さじ1/2
酢・・・・・・・・・・・・・・・・小さじ1
ゴマ油・・・・・・・・・・・・・・・ 少々
ラー油・・・・・・・・・・・・・・・ 少々

作り方

1. 市販の鶏のから揚げを食べやすくひと口大に切る。
2. ボウルに〈ネギソース〉の材料を入れ、よく混ぜる。
3. 皿に葉野菜をしき、1をのせ、2をかけていただく。

POINT

優秀なたんぱく源であるから揚げは、手軽に買える市販品を使って、ラクして栄養補給しましょう。炭水化物は1gあたり4㎉なのに比べ、油脂は1gで9㎉あるので、エネルギー摂取効率が高くなります。積極的に食事に取り入れましょう。

\ この食材に注目！ /

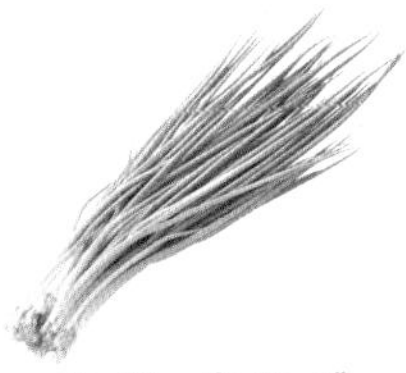

ネギ・小ネギ

ネギは血行を促進させる働きのあるアリシンや、血圧上昇を抑えるカリウムなどを含み、より健康効果をサポート。

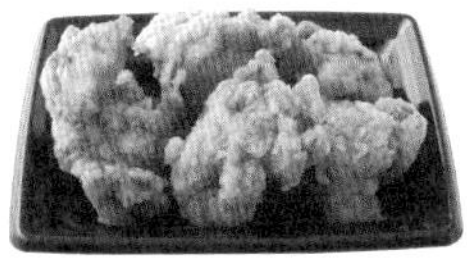

鶏のから揚げ

鶏肉はたんぱく質のほか、骨粗しょう症の予防に役立つコラーゲンも豊富。含有量の多い手羽先を選んでもいいでしょう。

から揚げのソースを変えれば バリエーションが広がる!!

それぞれの材料をボウルで混ぜれば手軽においしいソースのできあがり！　から揚げをいろんな味で楽しんで。

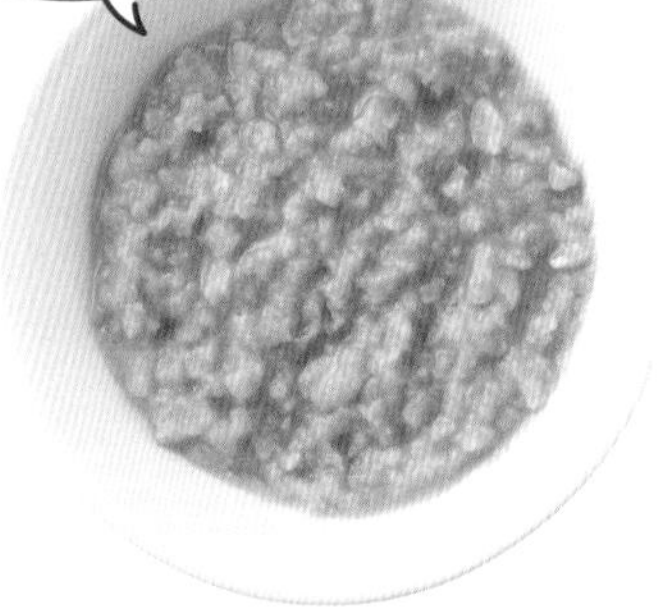
カリカリ食感で
飽きずに完食

カシューナッツソース

1人分

カロリー **59kcal**

たんぱく質 **0.6g**

塩　分 **0.7g**

材　料(2人分)

カシューナッツ(きざむ・または潰す)…………10粒(16gくらい)
みそ……………大さじ1/2
砂糖……………小さじ1/2
酢……………小さじ1/2
水……………大さじ1〜2

チリソース

1人分

カロリー **15kcal**

たんぱく質 **0.3g**

塩　分 **0.7g**

材　料(2人分)

長ネギ(みじん切り)……大さじ1
ショウガ(すりおろし)・小さじ1/2
ケチャップ………大さじ1/2
しょうゆ…………小さじ1/2
豆板醤《とうばんじゃん》…………小さじ1/2
砂糖……………………少々
水………………………大さじ1
ゴマ油…………………少々

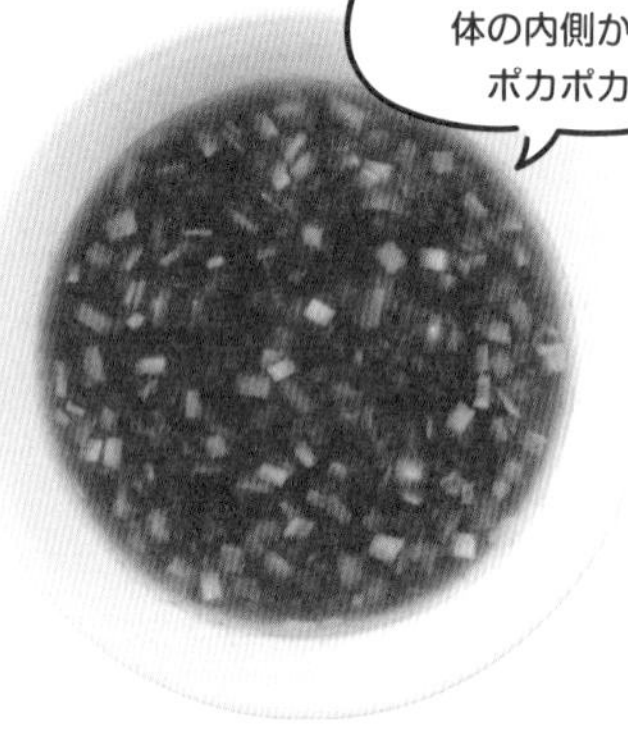
控えめなピリ辛味で
体の内側から
ポカポカ

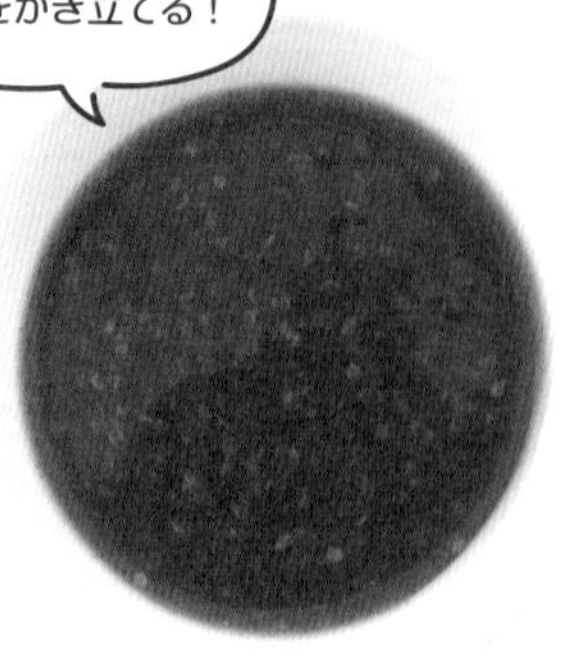
ニンニクの香りが
食欲をかき立てる！

バーベキューソース

1人分

カロリー **20kcal**

たんぱく質 **0.2g**

塩　分 **0.6g**

材　料(2人分)

中濃ソース…………小さじ1
ケチャップ…………小さじ1
ウスターソース………小さじ1
粒マスタード………小さじ1/2
ハチミツ…………小さじ1/2
ニンニク(すりおろし)……少々

エビマヨ

辛いものが苦手な人も安心のやさしい味。
冷凍エビを使えば簡単です。

材　料(2人分)

冷凍エビ・・・・・・・・・・・・100g
冷凍ブロッコリー・・・・・・50g
小麦粉・・・・・・・・・・・大さじ3
片栗粉・・・・・・・・・・・大さじ1
水・・・・・・・・・・・・・大さじ2
揚げ油・・・・・・・・・・・・・・適量
〈ソース〉
マヨネーズ・・・・・・・・・・・50g
レモン汁・・・・・・・・・・小さじ1
牛乳・・・・・・・・・・・・・小さじ2
砂糖・・・・・・・・・・・・・小さじ2
ケチャップ・・・・・・・・・小さじ1

作り方

1. 冷凍エビは流水で解凍したら水分をよくふく。冷凍ブロッコリーは電子レンジ(600W)で30秒加熱し水分をふく。
2. ボウルに小麦粉、片栗粉を入れ、エビにまぶしたあとエビだけ取り出し、水を入れてよく混ぜる。エビをボウルに戻して衣をまとわせる。フライパンに油を2～3㎝深さまで入れ、180℃に温めて揚げ焼きにする。
3. 別のボウルに〈ソース〉の材料を入れよく混ぜる。
4. 3のボウルに、2とブロッコリーを入れてよく混ぜる。

POINT
先にエビに粉をまとわせると、衣がよくつくように。

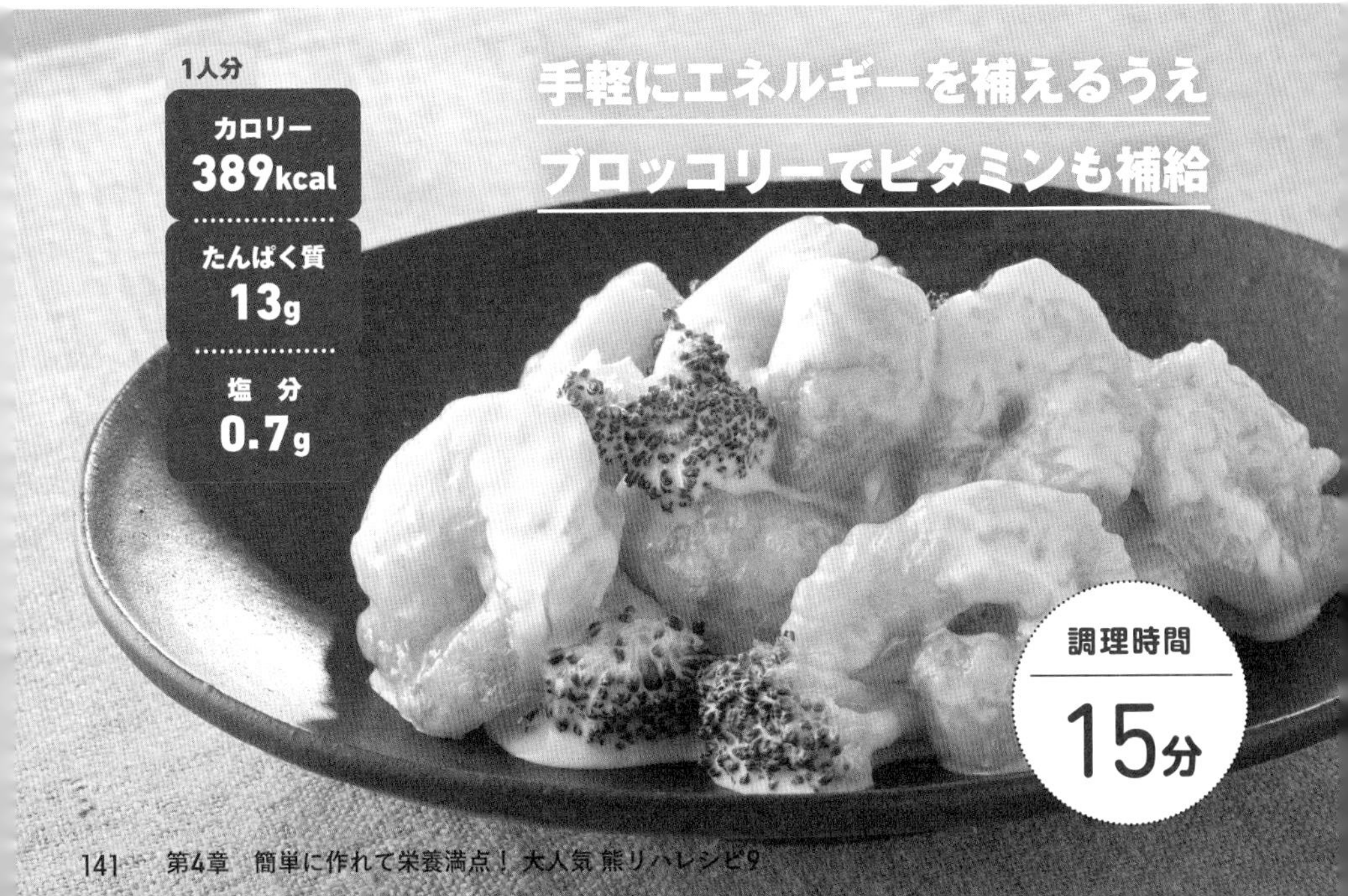
手軽にエネルギーを補えるうえ
ブロッコリーでビタミンも補給
1人分
カロリー
389kcal
たんぱく質
13g
塩　分
0.7g
調理時間
15分

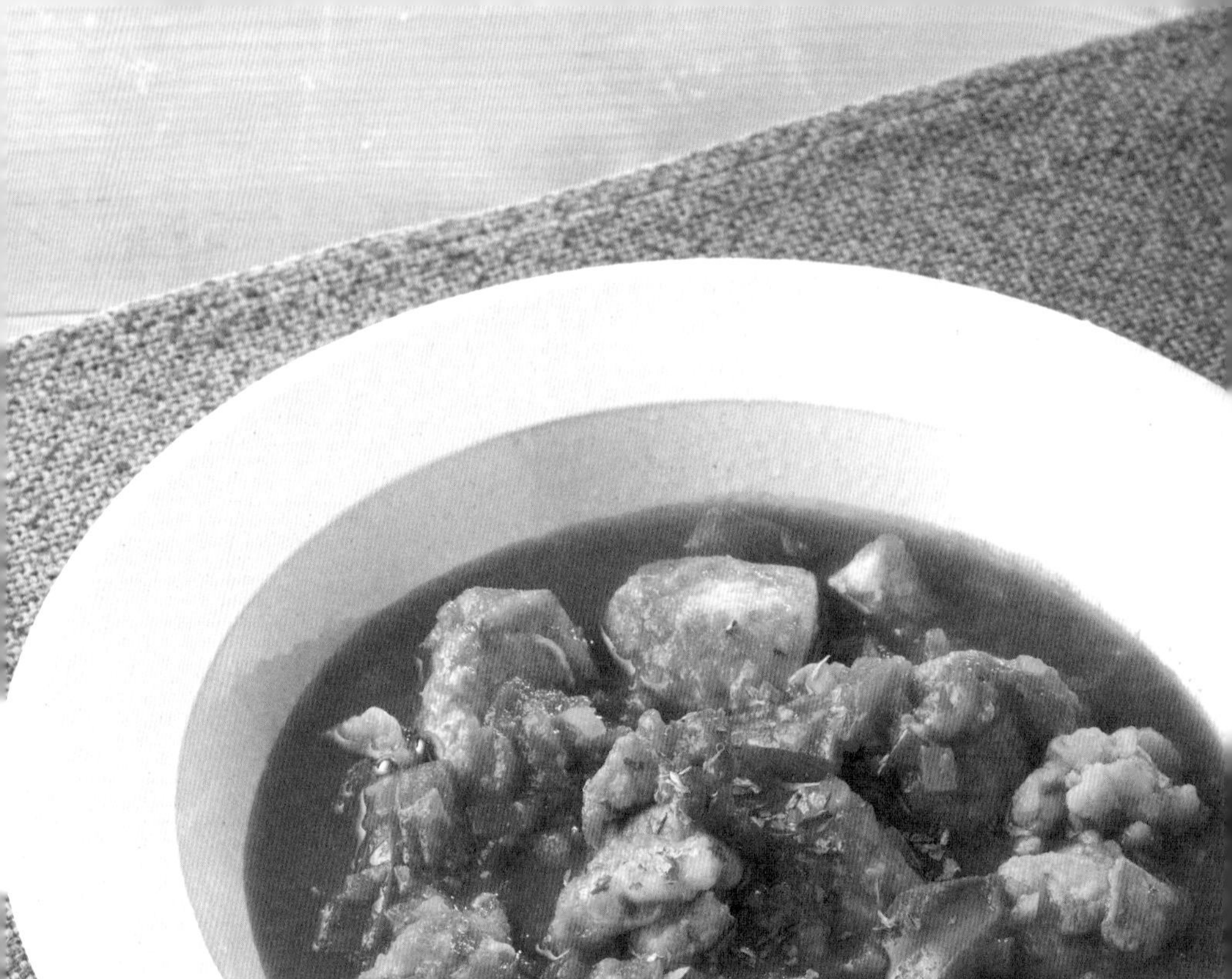

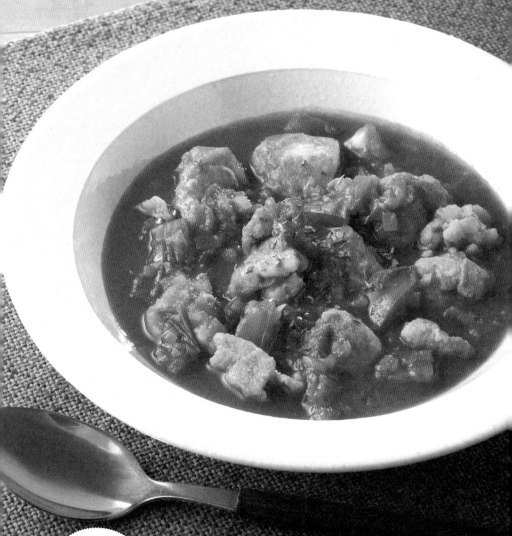

調理時間

10分

幅広く愛されるカレー味で
1日に必要なたんぱく質の
4割近くもとれる！

鶏肉のカレー風煮込み

1人分

カロリー	333kcal
たんぱく質	19g
塩分	1.6g

隠し味のケチャップで、やさしく親しみやすい味のカレー煮込みに。ご飯にかけると1食分のたんぱく質、糖質が十分に補給できる、便利なメニューです。

材料（2人分）

鶏もも肉	200g
塩・こしょう	各少々
小麦粉	適量
トマト	中1個（130g）
タマネギ（みじん切り）	1/4個
オリーブ油	小さじ1
〈ソース〉	
ケチャップ	大さじ1
カレー粉	小さじ1
コンソメ（顆粒）	小さじ1
ニンニク（すりおろし）	少々
しょうゆ	小さじ1
水	100ml
トマトジュース（無塩）	50ml

作り方

1. 鶏肉はひと口大に切り、塩・こしょうをして小麦粉をまぶす。トマトは1cm角に切る。
2. フライパンにオリーブ油を熱し鶏肉を並べて焼く。全体に焼き色がつく程度に焼いたら一度取り出す。
3. フライパンにタマネギを入れて炒める。しんなりしてきたらトマトも加え炒める。
4. 〈ソース〉の材料を加えて沸騰してきたら鶏肉を戻し入れ、2〜3分中火で煮る。
5. 好みでドライパセリをふる。

POINT

1.5cm角のひと口サイズに切ると、より喉を通りやすくなります。歯や噛む力の衰えた方には小さめに切りましょう。

＼ この食材に注目！ ／

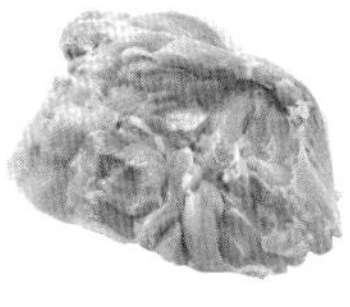

鶏肉

たんぱく質のほか、体の代謝を助けるビタミンB_2も含み筋肉キープに役立つ。

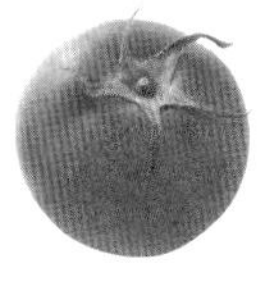

トマト

トマトの持つリコピンは抗酸化作用があり、血流改善などにも効果が。

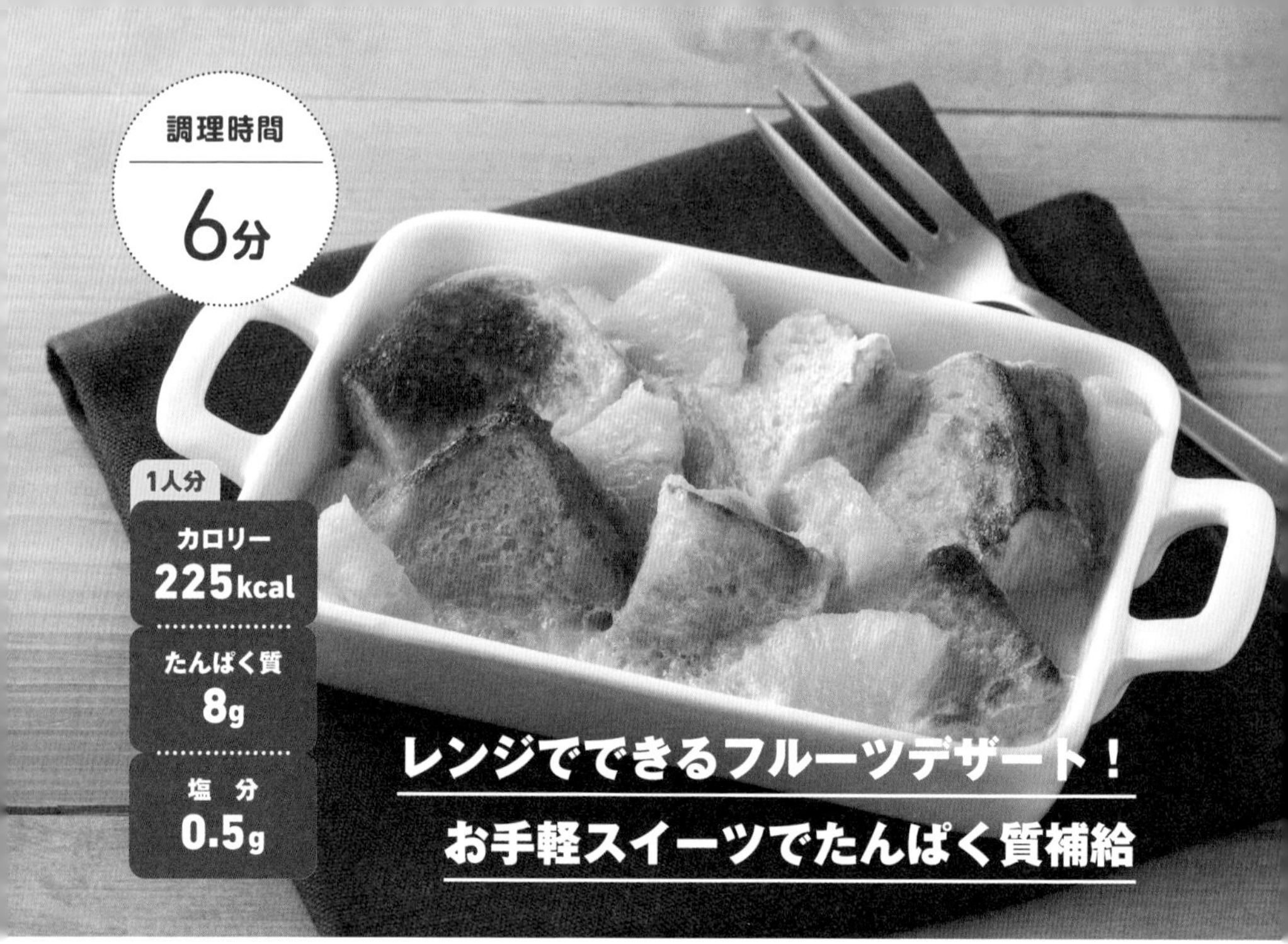

調理時間

6分

1人分

カロリー
225kcal

たんぱく質
8g

塩分
0.5g

レンジでできるフルーツデザート！

お手軽スイーツでたんぱく質補給

パインパンプディング

缶詰を使って簡単にできるのに、エネルギー量もたんぱく質も手軽に補給できるお得メニュー。デザートで甘味を楽しみながら、足りない栄養が補えるスグレモノ。

材料（2人分）

卵	1個
牛乳	100ml
砂糖	大さじ2
食パン（6枚切り）	1枚
パイナップル（缶詰）	80g

作り方

1. ボウルに卵、牛乳、砂糖を入れ、よく混ぜる。
2. 食パンとパイナップルはひと口大に切る。
3. 耐熱容器に2を入れ、1を注ぐ。
4. ふんわりとラップして、電子レンジ（600W）で3〜4分間加熱する。
5. お好みで、トースターに入れ、焼き色をつける。

POINT

フルーツの皮をむいたりするのが面倒な人は、缶詰を賢く利用しましょう。トースターは省略してもいいですが、表面を焦がすとより美味に。

第5章

日常生活から

「低栄養」と「筋肉不足」を見直そう

「低栄養」や「筋肉不足」を招く理由は
多岐にわたります。食べ物をしっかり
噛んで飲み込めるよう、口の中が健康で
あることや、薬の飲みすぎを防ぐこと、
適度な運動も欠かせません。具体的に
どんなケアが大切かご紹介します。

口腔環境をいい状態に保つことが低栄養の予防につながる

体に栄養を取り入れるのに最良の方法は、口から食べることです。料理の彩りを見て、香りを感じ、味を楽しむということには、栄養を摂取するという以上の意味もあるでしょう。5章では、元気で長生きするために気をつけたいこと、食事以外でできることについてお話しします。

「8020運動」（80歳で自分の歯を20本以上保つ）など、かつては歳をとっても自分の歯を残そう、という考えが大前提でした。しかし最近では、口の中の環境をしっかり整えていきましょうという考えが主流になってきています。

口の中が乾燥していたり、入れ歯が合っていなかったり、舌が萎縮していたりすれば、食事はおいしく食べられません。言い換えれば、**口の中の状態を健康に保つことが、食事による栄養補給を維持するために大切で、低栄養の予防にもつながる**のです。また、糖尿病や認知症にならないために、これらと因果関係のあることがわかってきている歯周病を防ぐという意味でも重要です。

私たちの施設でも、栄養サポートチームＮＳＴの取り組みの一環として口腔ケアに力を入れており、合併症や副作用の減少、入院期間の短縮などの効果が実際に表れています。

また、**口の中は見るだけで、栄養状態を含めた全身の状態を知ることができる**ので、健康の情報源としてもとても大切です。私たちの施設でも行っている、声や舌、唾液、歯肉など8項目の評価を点数化して口の中の状態を確認する方法（口腔アセスメントガイド／ＯＡＧ）は、簡単にできておすすめです。１４９ページに紹介していますので、ぜひ定期的に行ってみてください。

なお、毎日の口腔ケアでぜひおすすめしたいのが、歯磨きの際に**デンタルフロスや歯間ブラシを併用する**ことです。どんなに丁寧に磨いているつもりでも、歯ブラシだけではどうしても磨き残しやすい場所があるものです。1日1回は歯間ブラシなどを使い、歯間も丁寧に磨く習慣をつけていきましょう。

特に歯間の磨き残しは歯周病の原因になります。歯周病は歯肉が弱って歯だけでなく、口全体の衰えを招きます。**歯が抜ける原因は虫歯よりも歯周病によることが多い**ともいわれており、予防のためにもぜひ歯科検診を定期的に行いましょう。

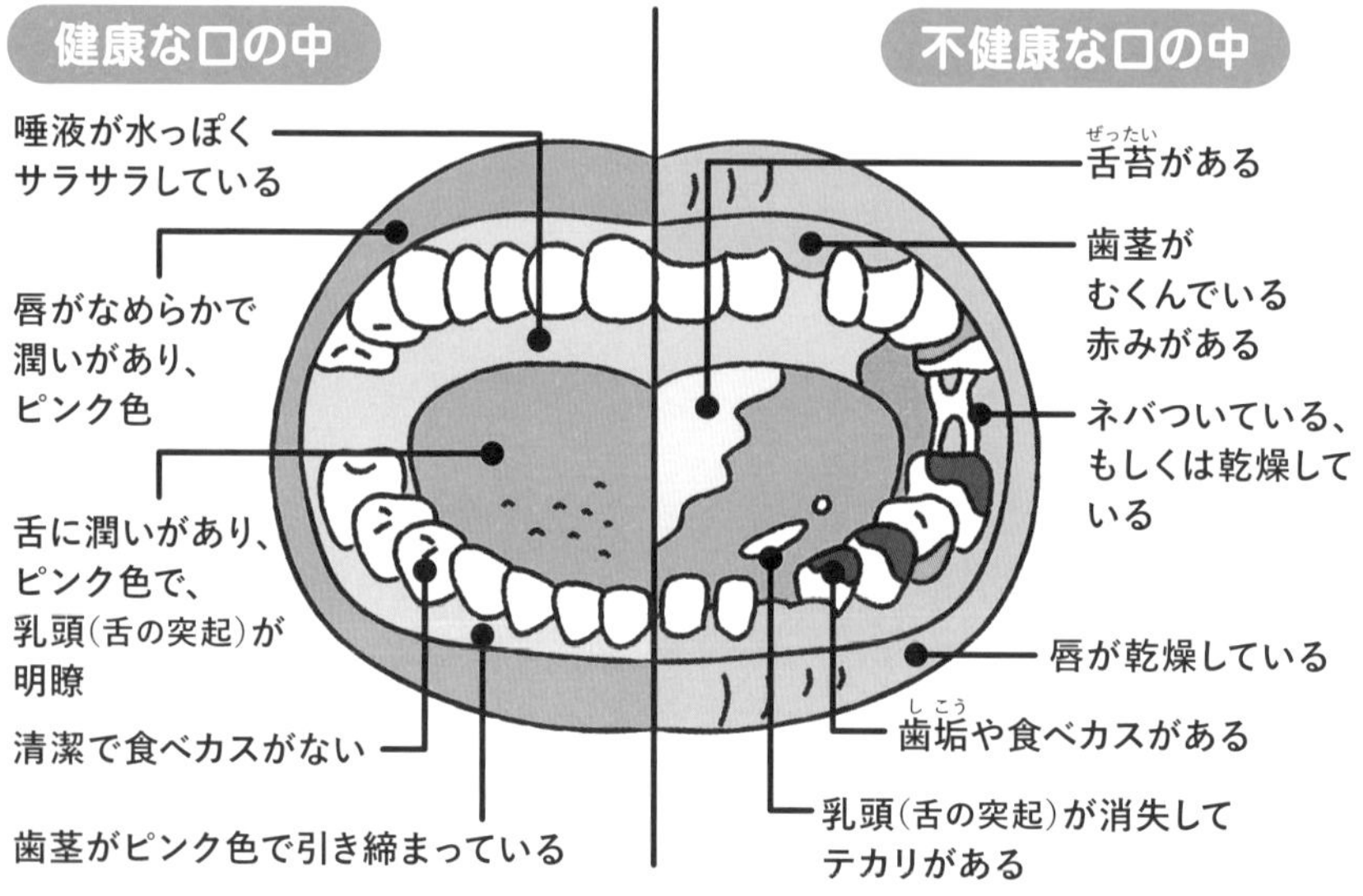

健康な口の中
唾液が水っぽくサラサラしている
唇がなめらかで潤いがあり、ピンク色
舌に潤いがあり、ピンク色で、乳頭（舌の突起）が明瞭
清潔で食べカスがない
歯茎がピンク色で引き締まっている
不健康な口の中
舌苔《ぜったい》がある
歯茎がむくんでいる赤みがある
ネバついている、もしくは乾燥している
唇が乾燥している
歯垢《しこう》や食べカスがある
乳頭（舌の突起）が消失してテカリがある

口の中の健康状態チェック表

＊8つの項目それぞれの状態を確認し、その点数を合計する

項目	チェック方法	状態と点数		
		1	2	3
声	会話する	正常	低い／かすれている	会話が困難／痛みを伴う
飲み込み	飲み込みをする	正常な飲み込み	飲み込み時に痛みがある／飲み込みが困難	飲み込みができない
唇	状態を観察し、触ってみる	なめらかで、ピンク色で、潤いがある	乾燥している／ひび割れている	潰瘍がある／出血している
舌	状態を観察し、触ってみる	ピンク色で、潤いがあり、乳頭（舌の突起）が明瞭	舌苔がある／乳頭が消失しテカリがある、発赤を伴うこともある	水疱がある／ひび割れている
唾液	小さいスプーンなどで、舌の中心部分と口腔底（舌と歯肉の間のくぼみ）に触れる	水っぽくサラサラしている	粘性がある／ネバネバしている	唾液が見られない（乾燥している）
粘膜	状態を観察する	ピンク色で潤いがある	発赤がある／皮膜に覆われている（白みがかっている）、潰瘍はない	潰瘍があり、出血を伴うこともある
歯肉	綿棒の先端でやさしく押す	ピンク色で引き締まっている	むくみがあり、赤みを伴うこともある	自然出血がある／押すと出血する
歯と義歯	歯の状態、または義歯の接触部分を観察する	清潔で、食べカスがない	部分的に歯垢や食べカスがある（歯がある場合、歯間など）	歯肉周辺や義歯接触部全体に歯垢や食べカスがある

＊出典：口腔アセスメントガイド（OAG）を元に編集

合計点数8点以下 …… 正常（今後変化が起こる危険性はある）

合計点数9～12点 … 軽度の機能障害

合計点数13点以上 … 中度～重度の機能障害

高齢者の「多すぎる薬」は効果より副作用の方が大きい

往々にして高齢者はたくさんの薬を飲んでいます。しかし多すぎる薬は問題だと私は考えます。薬の量が多くなると、その**効果よりも副作用の方が前に出やすくなり、健康障害をきたしやすくなる**からです。

歳を重ねるごとに病気も増え、飲む薬の数も増えていきます。この多剤併用（ポリファーマシー）が、身体機能や栄養状態の悪化に関連していることがわかったのです。

もちろん必要な薬もありますが、なるべく薬の量は減らした方がいいと思います。特に副作用を及ぼす可能性が高く、慎重に出す必要のある薬を左ページにリストアップしました。ご自分の飲んでいる薬をここで確認してみてください。もしリストに載っているものを飲んでいるようなら、ぜひ医師や調剤薬局に相談してみましょう。また、薬の量が増えたなど、あれ？と思ったタイミングも相談のしどきです。遠慮せず、思い切って相談することが、自分の健康を守ることになります。

高齢者に副作用がある可能性が高い薬剤

薬剤		障害となりうる副作用
抗精神病薬	ハロペリドール、クロルプロマジン、レボメプロマジン、クエチアピン、リスペリドン、オランザピン など	錐体外路症状(手足が震える、体がこわばる、動作が遅くなるなど)、過鎮静(ふらつき、眠気、集中力の低下、活動の低下など)、認知機能低下
睡眠薬・抗不安薬	ジアゼパム、トリアゾラム、エチゾラム、ゾピクロン、ゾルピデムなど	過鎮静、認知機能低下、せん妄(時間や場所が急にわからなくなる、集中力や思考力が低下するなどの症状)、転倒、運動機能低下
三環系抗うつ剤	イミプラミン、アミトリプチリンなど	認知機能低下、せん妄、起立性低血圧(急に立ち上がったり、起き上がったりしたときに血圧が低下し、軽い意識障害や立ちくらみを起こす症状)
パーキンソン病治療薬(抗コリン薬)	トリヘキシフェニジル、ビペリデンなど	認知機能低下、せん妄、過鎮静
α遮断薬	テラゾシン、プラゾシンなど	起立性低血圧、転倒
ヒスタミンH1受容体拮抗薬	ジフェンヒドラミン、クロルフェニラミンなど	認知機能低下、せん妄
ヒスタミンH2受容体拮抗薬	ファモチジン、ラニチジンなど	認知機能低下、せん妄
制吐薬	メトクロプラミド、プロクロルペラジンなど	パーキンソン症状
過活動膀胱治療薬	オキシブチニンなど	認知機能低下、せん妄

全身の筋肉を増やすことが嚥《えん》下《げ》機能の向上に大いに役立つ

飲み込む力（嚥下機能）は加齢によって低下します。これを**「老嚥《ろうえん》」といい、早いと40歳を過ぎると、むせやすくなるなどの症状が現れます**。さらに脳卒中や筋萎縮性側索硬化症（ＡＬＳ）などの病気やケガ、栄養障害、身体活動の低下などが重なると、うまく食べられない、飲み込めないという嚥下障害に移行してしまいます。

もちろん軟らかくしたりとろみをつけたりといった嚥下調整食もありますが、どうしてもエネルギー量やたんぱく質量が少なくなってしまうため、同じ量を食べていても痩せていき、飲み込むのに使う筋肉もどんどん衰えてしまいます。

嚥下障害の予防や治療のために大切なのは、病気はしっかり治療する、食事をきちんととって低栄養を防ぐ、そして全身の筋肉をしっかりつけていくことです。**全身の筋肉量が増えると、飲み込むのに必要な筋肉もついてきます**。何歳になっても筋肉は増やすことができるので、今日から早速始めましょう。

次ページで紹介する「シャキア訓練」は、私たちの施設でのリハビリでも取り入れており、嚥下に必要な筋肉をピンポイントで鍛えられるのでおすすめです。「パタカラ運動」は嚥下の一歩前、咀嚼《そしゃく》機能をよくするための運動です。

筋肉量が多いほど長生きできることが近年の研究でわかってきていますので、できるだけ体を動かすようにして、筋肉を減らさずに増やす努力が大切です。１５９ページで紹介する「起立運動」も全身に筋肉をつけるのに有効なので、ぜひ行ってみてください。日常の隙間時間に運動を取り入れて、飲み込む力をしっかりキープしていきましょう。

シャキア訓練

咽頭《いんとう》の前上方の動きを改善して、喉を開きやすくする運動です。飲み込みの訓練方法として有名で、世界中で行われています。自分で頭を上げられない場合は、介助者がサポートし、後ろから頭を持ち上げて行ってもOKです。

1

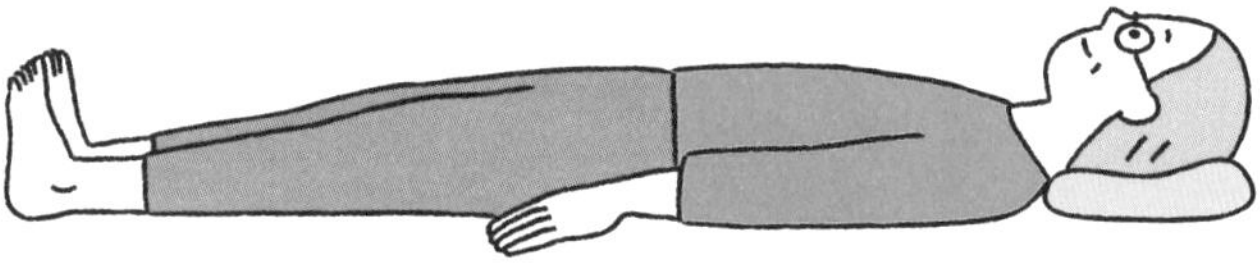

仰向けに寝ます。頭にタオルなどをを当ててもOKですが、両肩が床につくように意識しましょう。両手は自然に体の横に置きます。

2

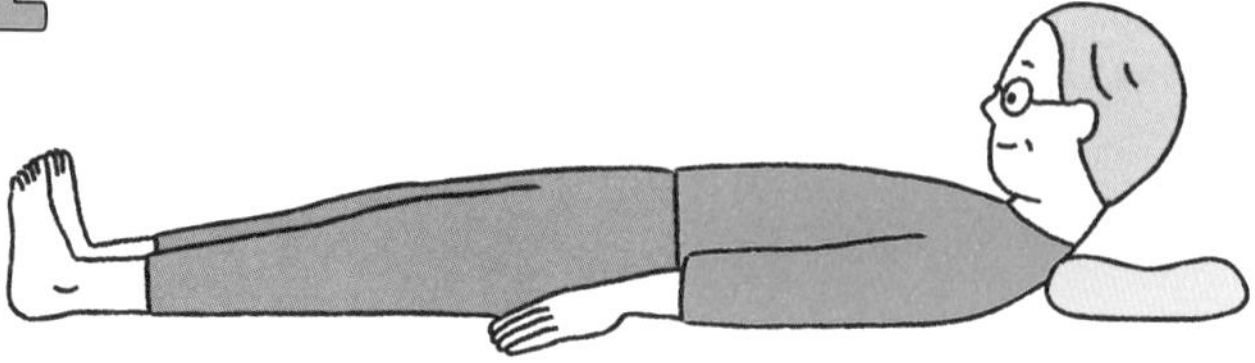

肩を床につけたまま、頭だけを足の指先が見えるところまで上げます。この状態で30秒キープ。途中で休憩を入れながら5～10回繰り返します。できれば1日3回行いましょう。

NG!

無理に頭を上げようとしないこと！　肩は床から離れないように。最初は疲れない程度の高さ、回数から行って、慣れるに従って徐々に回数を増やしましょう。

パタカラ運動

誤嚥《ごえん》を防ぐために口・舌を鍛える運動です。食べ物を咀嚼したり飲み込んだりする機能を向上させるのに効果があります。食事前の習慣として、各10回程度行いましょう。はっきり聞こえるように発音するのがポイントです。

1

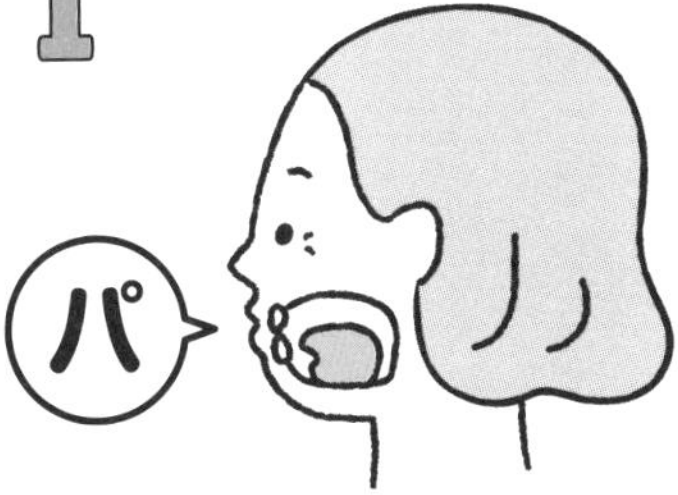

唇をしっかり閉じて「パ」と発音します。食べ物が口からこぼれ出ないように、唇を閉めるために働く筋肉を鍛えます。

2

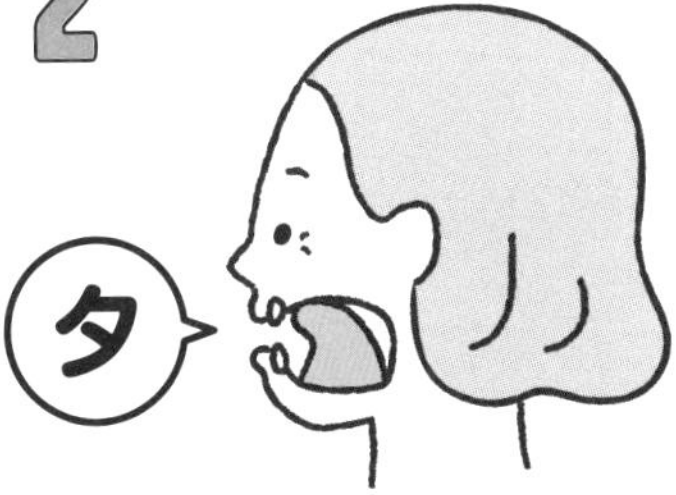

舌を上あごにくっつけて「タ」と発音します。食べ物を押し潰して飲み込むときに働く筋肉を鍛えます。

3

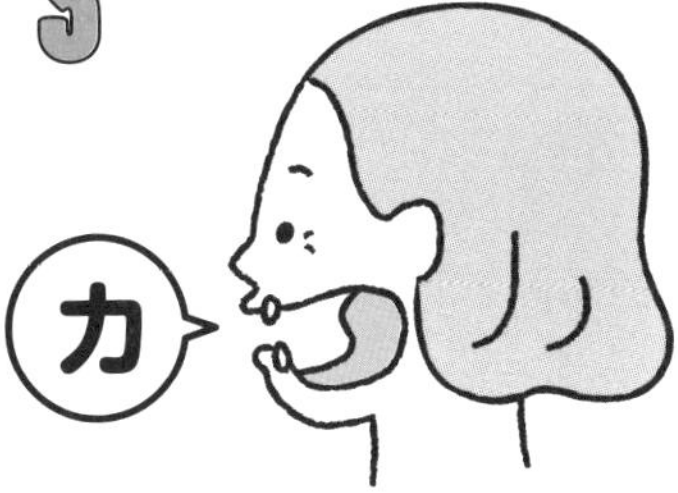

喉の奥に舌の付け根をつけるようにして「カ」と発音します。飲み込むとき誤って気管に入らないよう、喉の奥を閉じるために使う筋肉を鍛えます。

4

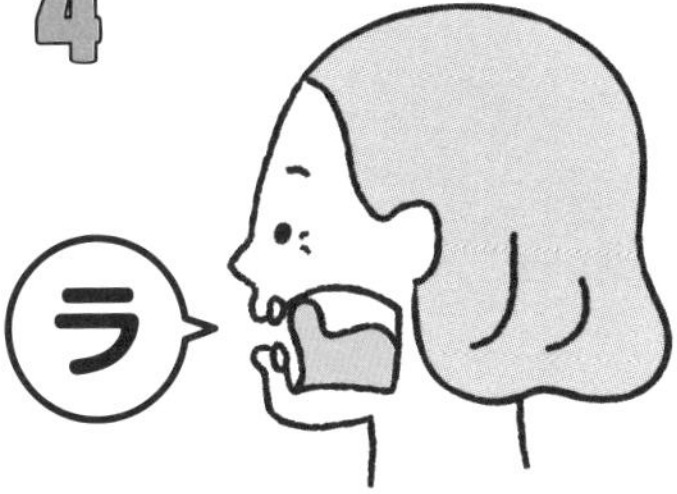

舌を丸め、舌の先を上あごの前歯の裏につけて「ラ」と発音します。食べ物を飲み込みやすくまとめるときに働く筋肉を鍛えます。

サルコペニアを予防・治療する簡単全身運動を習慣に

サルコペニアには加齢によるものと、病気・低栄養・運動不足によるものとがありますが、どちらの場合も筋トレによって筋肉を鍛え、増やしていくことで予防や改善することができます。習慣づけて、毎日行っていきましょう。

筋肉は使わずにいるとみるみる落ちてしまいますが、元に戻すのは大変。ですから毎日少しでも地道に運動して、筋肉を維持することが重要なのです。

体を動かせば内臓の動きも活発化して、食事がよりおいしく食べられます。すると筋肉を増やすのに必要な栄養がしっかり補充できるという相乗効果が生まれます。楽しく体を動かして、元気な毎日を過ごしましょう。

かかと上げ

ふくらはぎは心臓から下半身へ送られた血液を上半身へ押し戻すポンプの役割をする重要な箇所。鍛えることで全身の血行促進に役立ちます。また足の筋力低下は、転倒のリスクを高めるので、しっかり鍛えていきましょう。

1

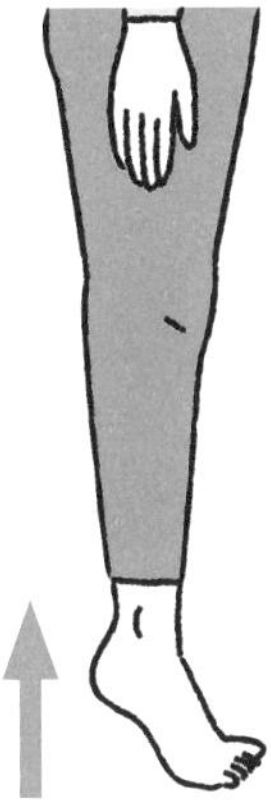

両足で立ち、息を吐きながらゆっくりとかかとを上げます。

2

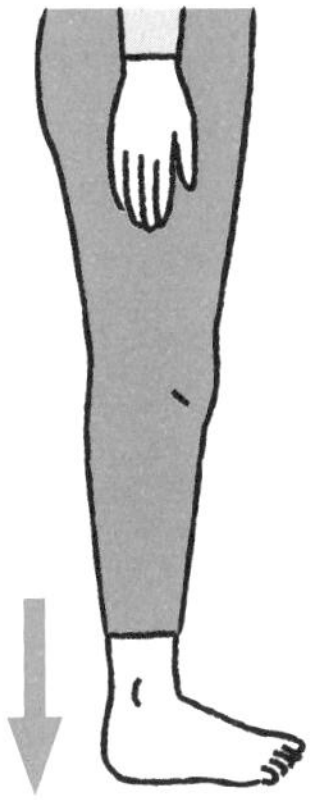

息を吸いながら、ゆっくりとかかとを下ろします。20回を目安に繰り返し、1日2～3セット行いましょう。

POINT

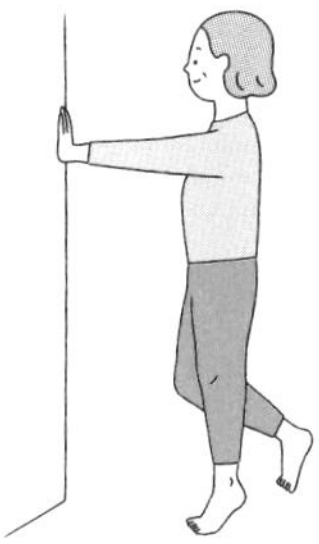

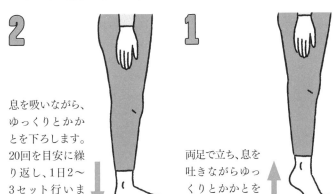

自信のある人は、壁などに手をついて支えながら、片足ずつ同様に行ってみましょう。より効果が期待できます。

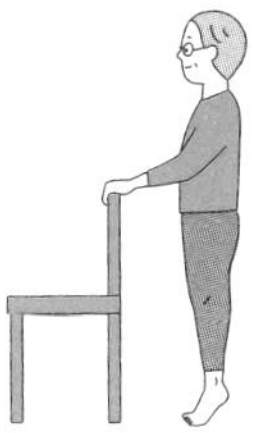

一人で立つのが困難な場合は、椅子に座ったり、背もたれなどに手をついて支えながら行いましょう。はじめは回数も少なめにして、慣れてきたら徐々に増やしていきましょう。

片足立ち

加齢と共に、立ち上がったり歩いたりするときに使う筋肉が衰えます。特に下半身の筋肉が衰えると、歩行のバランスを崩しやすくなるので、下記の運動を左右1回ずつ、1日3セット行い、足腰の筋肉をキープしていきましょう。

1

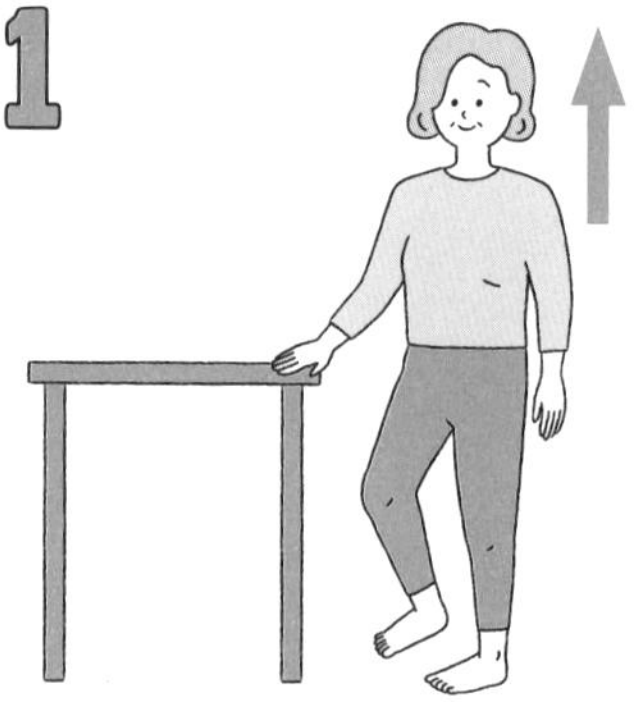

姿勢をなるべくまっすぐにして立ちます。転倒を防ぐために、テーブルなど必ずつかまるものがある場所で行います。

2

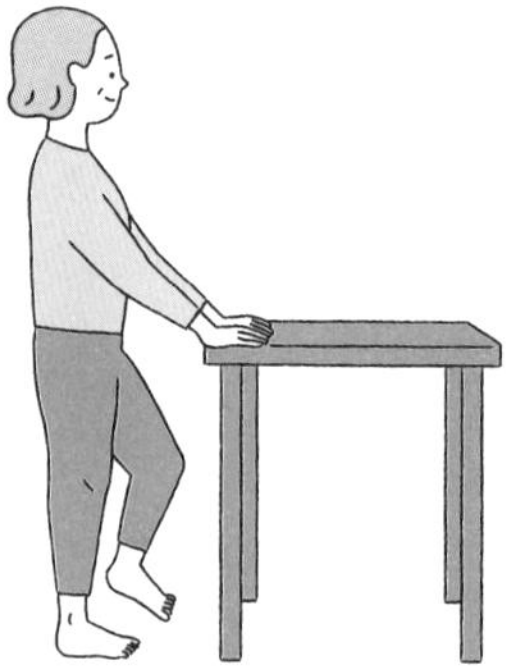

テーブルに片手、もしくは両手をついて片足を上げて10秒キープ。足は床から少し離れる程度でOK。反対側も同様に。

POINT

自信のある人は、指だけをテーブルについて同様に行ってみましょう。くれぐれも無理のないように、バランスが崩れそうになったらしっかり手をつきましょう。

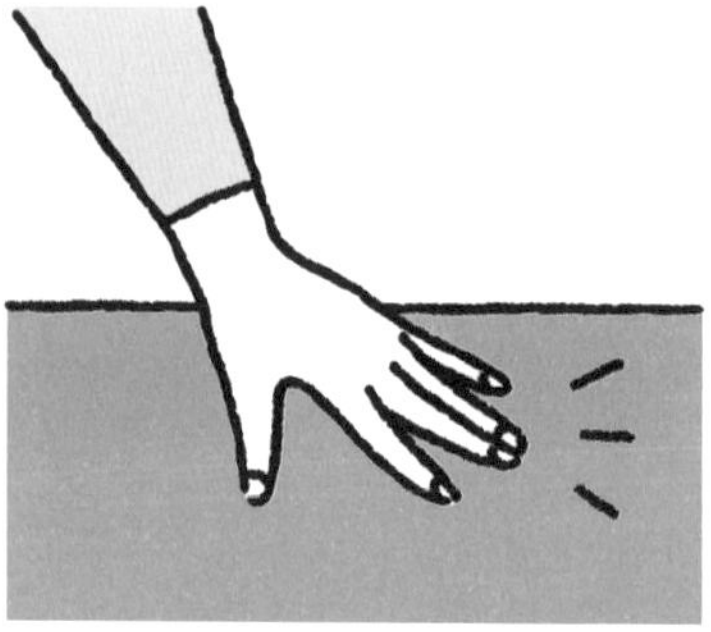

起立運動

この運動は、いわゆるスクワットと同様で、足全体の筋力アップに効果的です。立ったり座ったりを繰り返すだけの簡単な動きですが、上半身も連動して動かすので、全身の筋肉を増やし、体力をつけることができます。

1

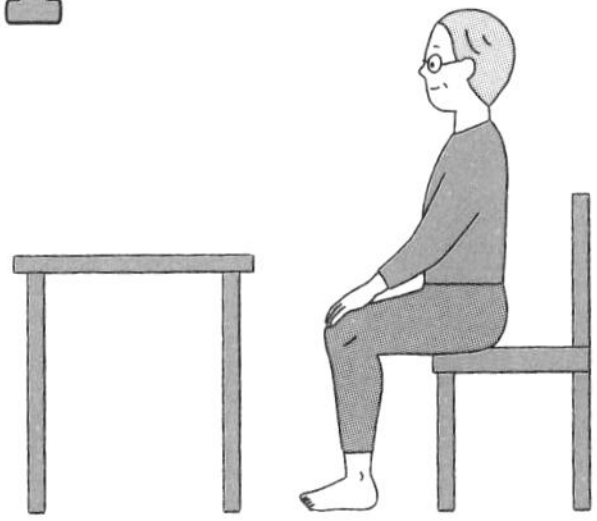

テーブルの前に椅子を置いて座ります。

2

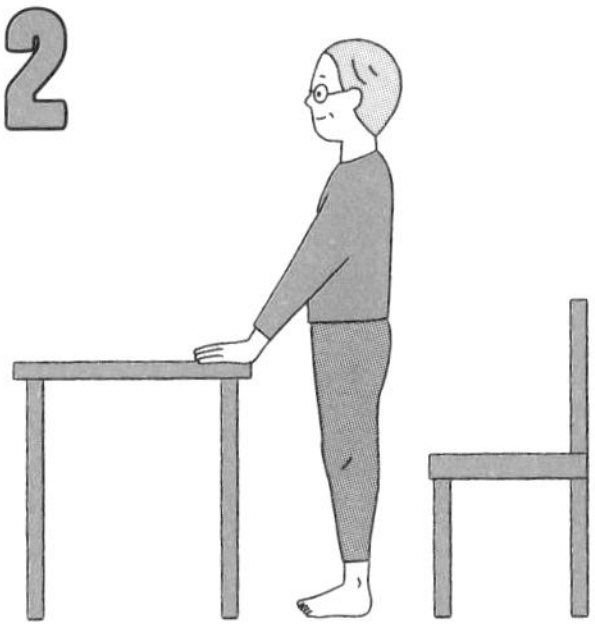

テーブルに手をついて支えながら、ゆっくりと立ち上がり、ゆっくりと座る動作を繰り返します。10回を1セットとし、1日3セット行いましょう。

POINT

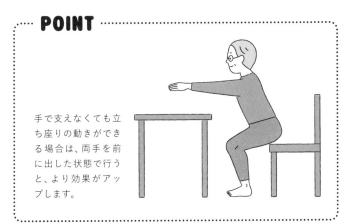

手で支えなくても立ち座りの動きができる場合は、両手を前に出した状態で行うと、より効果がアップします。

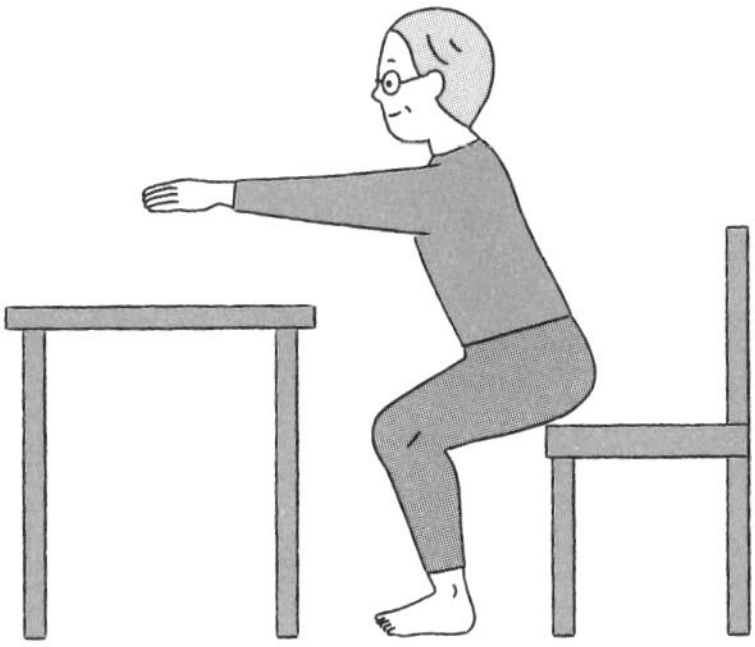

おわりに

医師　吉村芳弘

私が、医療において「治療」と同じくらい、日々の「栄養」が大切なのではないかと最初に気づいたのは実は高校生のときでした。

　私の祖父は水俣病の被害者を助けるために心血を注ぎ、原告団の副弁護団長まで務めた熱血漢だったのですが、過労がたたり、裁判終了から5年後に脳出血を発症してしまいました。

　その後、手術により一命は取り留めたものの、右片麻痺と失語症、嚥下障害という重い後遺症を患い、さらに「低栄養」状態となりました。残念なことに、口から食べることができたのは、彼の命をつなぐために必要な栄養の半分にも満たなかったのです。

　1年後には、祖父が口から食べられる量は著しく減っていました。なんとか体重計に乗せてみると、元気な頃から10kg以上も減少しているではありませんか。

「お酒とおいしいものが好きな豪快な人だったのに、こんなにも衰弱していくなんて――」。いくら手術が成功しても、その後の食事次第で、こんなにも人は弱っていくのだということを、初めて目の当たりにした瞬間でした。

その後、祖父は胃ろうを作り、幸いにも体力がみるみる回復。自分の口でしっかりと栄養がとれるまでになりました。時にはお酒を嗜《たしな》むことができるように。

そして私はというと、祖父が脳出血を発症して3年後に、医師を目指して医学部に入学。それから無事に医師免許を取得し、外科医になりました。ですが、やはり「栄養管理」に携わりたいと、数年後にはメスをおいて栄養専門の医師となったのです。

「栄養管理が原因で衰弱する人をなくしたい」。そんな思いで毎日働いています。

しかし、日々実感するのは、病院は最後の砦であるということ。病院に来なくてはいけなくなるまで衰弱する前に、日々の家庭での食事管理で「低栄養」を防ぐことが重要なのです。

そこで今回執筆したのが、本書です。料理が得意な人もいれば、苦手な人もいるでしょう。また、一人暮らしの方は、自分のためだけの食事作りに毎日時間をかけられないかもしれません。

だからこそ、できるだけ効率よく、そして簡単に栄養が摂取できる方法を掲載したつもりです。この本でみなさんの毎日の食生活がバランスのよいものとなり、健康に、そして生き生きと過ごせることを願っています。

おわりに

管理栄養士 嶋津さゆり

私の祖母はいろいろな手作りの田舎料理を食べさせてくれました。赤飯、おはぎ、高菜漬け、みょうが饅頭、ソーダ饅頭、煮しめ、納豆、餅、豆腐……などすべて手作りで、季節ごとに内容も変わるのです。

残念なことに私が小学校3年生くらいのときに他界しましたが、「もっと長生きしてくれていたら、レシピを残せたのに」と今でも思います。

私は食べることが大好きで、管理栄養士という仕事を選びました。「食べること」は、幸せな気分になったり、誰かを思い出したり、懐かしさを感じることができます。イチゴやマンゴーの季節になれば、おいしそうに仲よく食べていた息子と母の姿が脳裏に浮かび、ケンタッキーフライドチキンを見ると、いつも差し入れをしてくれていた父を思い出します。

仕事現場においては、患者様のご家族との初面談で、その方の食生活歴をおたずねすることを心がけています。たとえば脳卒中後でまだ普段通りの食事ができない患者様には必ず好物を聞き、それが食べられるようになることを目標とするのです。

「食べたい」という意欲は、栄養状態がよくなるきっかけになるからです。

でも、私は大事な両親には何もしてあげられませんでした。この仕事をしているにもかかわらず、父を80歳になる前に失ってしまいました。

だからこそ、元気な80代を読者の皆様に迎えていただきたいと心から思っています。そのためには、病気にならないよう「転ばぬ先の日々の栄養と運動」が必要です。

できるだけ自分のことは自分でする、自分の体に入れる食べ物について少しだけ気にかける。こういったことが大事です。

私は病院で栄養指導をしますが、「これだったらできる」ということを、患者さんと一緒に探します。また、同時に「絶対にやめたくない・変えられないこと」も伺います。たとえば「コーラは絶対赤いラベルのものしか飲まない」とか……。

絶対に譲れない部分とは、その人の個性であり、忘れ形見のようなものだからです。私がマンゴーを見ると母を偲ぶのと同じですね。

今回、この本のお話をいただき、改めて食事のもととなる食品の大切さを認識することができました。皆様の食生活が、この本で少しでも豊かになることを祈っております。

おすすめ食材一覧

3章で詳しく紹介している食材の栄養がひと目でわかる一覧表です。

カテゴリー	食材	ページ数	おもな栄養素	可食部100gあたりのエネルギー量
魚介類	アサリ	91	たんぱく質、ビタミンB_{12}	27kcal
	イカ	90	亜鉛、たんぱく質	76kcal
	イワシ	87	たんぱく質、DHA	156kcal
	ウナギ	88	たんぱく質、ビタミンA	285kcal
	エビ	90	たんぱく質、銅	82kcal
	カキ	91	亜鉛、たんぱく質	58kcal
	カツオ	87	たんぱく質、DHA	108kcal
	カレイ	89	たんぱく質、ビタミンD	89kcal
	サケ	88	たんぱく質、DHA	124kcal
	サバ	86	たんぱく質、DHA	211kcal
	シジミ	91	たんぱく質、ビタミンB_{12}	54kcal
	シラス	89	カルシウム、たんぱく質	113kcal
	ヒラメ	89	たんぱく質、ビタミンB_2	115kcal
	マグロ	87	たんぱく質、DHA	115kcal
肉類	牛肉	93	たんぱく質、ビタミンB_{12}	207kcal
	鶏肉	92	たんぱく質、ビタミンA	190kcal
	豚肉	93	たんぱく質、ビタミンB_1	248kcal
卵類	うずら卵	94	脂質、たんぱく質	157kcal
	鶏卵	94	脂質、たんぱく質	142kcal
乳・乳製品	牛乳	95	カルシウム、たんぱく質	61kcal
	チーズ	96	脂質、たんぱく質	291kcal
	ヨーグルト	96	カルシウム、たんぱく質	56kcal
豆・豆製品	あずき	98	カリウム、たんぱく質	304kcal
	枝豆	99	たんぱく質、ビタミンB_1	118kcal
	おから	97	脂質、たんぱく質	88kcal
	金時豆	99	カリウム、たんぱく質	127kcal
	グリーンピース	99	たんぱく質、ビタミンB_1	99kcal

豆・豆製品	黒豆	99	アントシアニン、たんぱく質	155kcal
	そら豆	99	食物繊維、たんぱく質	103kcal
	大豆	97	脂質、たんぱく質	372kcal
	豆乳	97	脂質、たんぱく質	63kcal
	豆腐	97	脂質、たんぱく質	73kcal
	納豆	98	脂質、たんぱく質	190kcal
種実類	アーモンド	101	脂質、ビタミンE	608kcal
	カシューナッツ	101	脂質、ビタミンE	591kcal
	クルミ	101	脂質、ビタミンE	713kcal
	ゴマ	100	オレイン酸、脂質	605kcal
	ピーナッツ	101	脂質、ビタミンE	572kcal
油脂類	アマニ油	102	α-リノレン酸、脂質	897kcal
	エゴマ油	102	α-リノレン酸、脂質	897kcal
	オリーブ油	104	脂質、リノール酸	894kcal
	ゴマ油	103	脂質、ビタミンE	890kcal
	米油	104	脂質、リノール酸	880kcal
	サラダ油	103	脂質、ビタミンE	886kcal
	バター	105	脂質、ビタミンA	700kcal
	MCTオイル	105	脂質、リノール酸	889kcal
野菜類（緑黄色野菜）	オクラ	109	食物繊維、ビタミンK	26kcal
	カボチャ	109	β-カロテン、ビタミンE	41kcal
	小松菜	107	カルシウム、β-カロテン	13kcal
	トマト	108	ビタミンC、ビタミンE	20kcal
	ニラ	109	アリシン、ビタミンA	18kcal
	ニンジン	108	カリウム、ビタミンA	35kcal
	野沢菜	109	カリウム、ナトリウム	14kcal
	パプリカ	109	β-カロテン、ビタミンE	28kcal
	ピーマン	109	ビタミンC、ピラジン	20kcal
	ブロッコリー	106	たんぱく質、ビタミンC	37kcal
	ホウレンソウ	109	鉄、ルテイン	18kcal
	水菜	107	カリウム、カルシウム	23kcal
	モロヘイヤ	109	β-カロテン、ビタミンC	36kcal

野菜類（淡色野菜）	カリフラワー	113	カリウム、ビタミンC	28kcal
	キャベツ	111	カリウム、葉酸	21kcal
	キュウリ	113	カリウム、ビタミンC	13kcal
	ゴボウ	112	カリウム、食物繊維	58kcal
	ショウガ	113	ショウガオール、シンゲロール	28kcal
	セロリ	113	アピイン、セネリン	12kcal
	ダイコン	111	カリウム、ビタミンC	15kcal
	タマネギ	110	カリウム、葉酸	33kcal
	トウモロコシ	113	脂質、食物繊維	89kcal
	ナス	112	カリウム、食物繊維	18kcal
	ネギ	113	アリシン、ビタミンC	35kcal
	白菜	113	ジチオールチオニン、ビタミンC	13kcal
	レタス	113	ビタミンC、ビタミンE	12kcal
野菜類（スプラウト）	カイワレダイコン	114	食物繊維、ビタミンC	21kcal
	ブロッコリースプラウト	114	食物繊維、ビタミンC	18kcal
	モヤシ	114	食物繊維、ビタミンC	15kcal
キノコ類	エノキ	115	食物繊維、ビタミンD	34kcal
	シイタケ	115	食物繊維、ビタミンD	25kcal
	シメジ	115	食物繊維、ビタミンD	26kcal
	マイタケ	115	食物繊維、ビタミンD	22kcal
海藻類	コンブ	116	食物繊維、ヨウ素	170kcal
	ノリ	117	カルシウム、食物繊維	297kcal
	モズク	117	カルシウム、食物繊維	4kcal
	ワカメ	116	食物繊維、ヨウ素	186kcal
果物類	アボカド	121	ビタミンB_1、ビタミンB_2	176kcal
	イチゴ	121	ビタミンC、葉酸	31kcal
	オレンジ	119	カリウム、ビタミンC	42kcal
	キウイフルーツ	119	カリウム、ビタミンC	51kcal
	パイナップル	121	食物繊維、ビタミンB_1	54kcal
	バナナ	118	カリウム、炭水化物	93kcal
	ブドウ	120	炭水化物、ビタミンC	69kcal
	ブルーベリー	120	ビタミンC、ビタミンE	48kcal

果物類	プルーン	121	カリウム、カルシウム	49kcal
	ミカン	121	ビタミンC、β-クリプトキサンチン	49kcal
	桃	121	カテキン、ペクチン	38kcal
	リンゴ	121	カリウム、食物繊維	56kcal
	レモン	121	クエン酸、ビタミンC	43kcal
穀類	うどん	123	炭水化物、たんぱく質	95kcal
	オートミール	124	食物繊維、炭水化物	350kcal
	米	122	炭水化物、たんぱく質	342kcal
	そば	124	炭水化物、たんぱく質	344kcal
	パスタ	123	炭水化物、たんぱく質	347kcal
	パン	123	炭水化物、たんぱく質	248kcal
イモ類	コンニャク	126	食物繊維、炭水化物	5kcal
	サツマイモ	125	食物繊維、炭水化物	127kcal
	ジャガイモ	125	炭水化物、ビタミンC	51kcal
	ナガイモ	126	食物繊維、炭水化物	64kcal
飲料類	経口補水液	128	カリウム、マグネシウム	10kcal
	ココア	128	食物繊維、たんぱく質	386kcal
	スポーツドリンク	128	ナトリウム、ミネラル	21kcal
	ビール	128	フィストロゲン、マグネシウム	39kcal
	ほうじ茶	127	カリウム、葉酸	0kcal
	緑茶	127	カリウム、ビタミンC	2kcal
	ワイン	128	ポリフェノール、マグネシウム	68kcal
調味料類	キビ砂糖	129	カルシウム、マグネシウム	396kcal
	黒糖	129	カルシウム、ブドウ糖	352kcal
	塩	129	カリウム、ナトリウム	0kcal
	しょうゆ	129	カリウム、ナトリウム	76kcal
	酢	129	カルシウム、マグネシウム	25kcal
	ハチミツ	129	ビタミンC、ブドウ糖	329kcal
	マヨネーズ	129	脂質、ビタミンE	668kcal
	みそ	129	脂質、たんぱく質	182kcal

監修

熊本リハビリテーション病院
サルコペニア・低栄養研究センター
センター長・医師

吉村芳弘

1975年、熊本県生まれ。外科医として活躍中、患者の食事管理の大切さを目の当たりにし、リハビリテーション科へ。日々、高齢患者と向き合う。国際的臨床栄養の専門資格「European ESPEN Diploma」も取得。

熊本リハビリテーション病院
サルコペニア・低栄養研究センター
副センター長・管理栄養士

嶋津さゆり

吉村医師と共に栄養管理の専門チームを結成。患者の食の好みまで把握し、栄養状態の改善に取り組む。熊本県立大学などで非常勤講師を務めるほか、摂食嚥下リハビリテーション栄養専門管理栄養士の資格も持つ。

STAFF

装丁	山之口正和＋齋藤友貴（OKIKATA）
本文デザイン	中野由貴
制作担当	印田友紀、森田有希子、石原輝美、黒木博子（以上、smile editors）、中田絢子、安藤美保子、渡辺哲也（アントレース）
料理制作	落合貴子
スタイリング	大関涼子
写真	三村健二、Shutterstock
イラスト	森屋真偉子
校正	鈴木ルミ（東京出版サービスセンター）
DTP	茂呂田 剛（M&K）

※たんぱく質、脂質、炭水化物の栄養価については「日本食品標準成分表」の七訂までの計算方法を採用しています。また、「グリーンピース」「そら豆」「枝豆」は、分類上は「野菜」ですが、今回はわかりやすさを重視し、「豆・豆製品」のジャンルに掲載しています。

本書の内容に関するお問い合わせは、**書名、発行年月日、該当ページを明記**の上、書面、FAX、お問い合わせフォームにて、当社編集部宛にお送りください。**電話によるお問い合わせはお受けしておりません。**
また、本書の範囲を超えるご質問等にもお答えできませんので、あらかじめご了承ください。

FAX：03－3831－0902
お問い合わせフォーム：https://www.shin-sei.co.jp/np/contact-form3.html

百寿で元気な食べもの事典
70歳からはこれを食べる!

2023年２月25日　初版発行

監修者　吉村芳弘/嶋津さゆり
発行者　富　永　靖　弘
印刷所　公和印刷株式会社

発行所　東京都台東区 台東２丁目24　株式会社 新星出版社
〒110-0016 ☎03（3831）0743

ISBN978-4-405-09438-3